Challenges in Foot and Ankle Reconstructive Surgery:
A Case-based Approach

足踝翻修手术挑战
——基于病例的术式介绍

主编 ◎ [美] 哈里·约翰·维瑟 (Harry John Visser)

主审 ◎ 徐永清

主译 ◎ 卜鹏飞

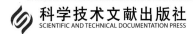

科学技术文献出版社
SCIENTIFIC AND TECHNICAL DOCUMENTATION PRESS
·北京·

图书在版编目（CIP）数据

足踝翻修手术挑战：基于病例的术式介绍 / (美) 哈里·约翰·维瑟 (Harry John Visser)
主编；卜鹏飞主译. -- 北京：科学技术文献出版社，2024. 7. -- ISBN 978-7-5235-1547-1

Ⅰ. R658.3

中国国家版本馆 CIP 数据核字第 20240N6K44 号

著作权合同登记号　图字：01-2024-3152

足踝翻修手术挑战——基于病例的术式介绍

策划编辑：张　蓉　责任编辑：张　蓉　史钰颖　责任校对：张永霞　责任出版：张志平

出　版　者	科学技术文献出版社
地　　　址	北京市复兴路15号　邮编　100038
编　务　部	（010）58882938，58882087（传真）
发　行　部	（010）58882868，58882870（传真）
邮　购　部	（010）58882873
官 方 网 址	www.stdp.com.cn
发　行　者	科学技术文献出版社发行　全国各地新华书店经销
印　刷　者	北京地大彩印有限公司
版　　　次	2024年7月第1版　2024年7月第1次印刷
开　　　本	889×1194　1/16
字　　　数	394千
印　　　张	13.75
书　　　号	ISBN 978-7-5235-1547-1
定　　　价	228.00元

主审简介

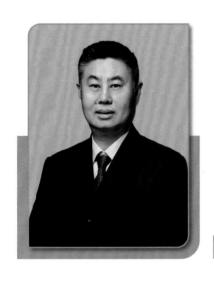

徐永清

主任医师，博士研究生导师。

【工作经历】

2013年晋升至专业技术三级，2015年被授予专业技术少将军衔，2018年晋升文职一级，享受国务院政府特殊津贴；1984年毕业于第四军医大学，参加工作后一直从事骨科临床诊治工作；现任中国人民解放军联勤保障部队第九二〇医院骨科主任、全军创伤骨科研究所所长。

【社会任职】

担任中华医学会显微外科学分会第十一届委员会主任委员；2006年起担任第三军医大学骨外科学专业博士研究生导师。

【所获荣誉】

全国科技先进工作者，中国医师奖获得者，军队学科拔尖人才。

【专业特长】

长期致力于穿支皮瓣的临床应用，股骨头坏死、人工髋关节置换、骨髓炎骨缺损的发生发展机制及临床治疗，创伤骨科修复重建，人工腕关节研发等方面的研究。

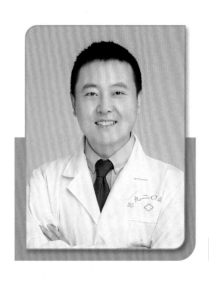

卜鹏飞

副主任医师，硕士。

【工作经历】

2015年毕业于昆明医科大学，参加工作后一直从事骨科临床工作。

【社会任职】

现任中国医师协会骨科医师分会足踝外科工作委员会委员，云南省医师协会骨科医师分会委员，云南省医师协会骨科医师分会足踝外科学组委员。

【学术成果】

获足踝方面国家发明专利5项，获2016年云南省科技创新大赛团体一等奖，发表SCI收录论文及中文核心论文共5篇，参与翻译专著3部。

【专业特长】

有北京同仁医院足踝外科矫形中心进修经历，擅长足踝外科疾病的诊疗，如先天性足踝畸形、踇外翻、平足、高弓足、足踝创伤后遗症、踝关节扭伤、踝关节炎、距骨软骨损伤、巨趾、并趾及跟腱疾病等；在云南省内率先开展人工踝关节置换手术，推动了云南省人工踝关节置换手术的发展。

译者名单

主　　编　[美] 哈里·约翰·维瑟（Harry John Visser）

主　　审　徐永清

主　　译　卜鹏飞

副主译　王成勇　彭玉峰　尚　林

译　　者　（按姓氏笔画排序）

卜鹏飞（中国人民解放军联勤保障部队第九二〇医院）

才礼扬（甘肃省人民医院）

王成勇（中国人民解放军联勤保障部队第九二〇医院）

奉国成（中国人民解放军联勤保障部队第九二〇医院）

尚　林（郑州市骨科医院）

徐永清（中国人民解放军联勤保障部队第九二〇医院）

浦路桥（中国人民解放军联勤保障部队第九二〇医院）

彭玉峰（中国人民解放军联勤保障部队第九二〇医院）

　　我是在俄亥俄州东北部一个叫Huntsburg的乡村小镇长大的孩子，母亲是我生命中力量的主要来源，如果没有她，本书便不会问世，我的职业目标也不会实现。她就如同一场凶悍的暴风雨，以凌厉的态势蓄积着即将涌现的狂暴，当我站稳时，她始终在那里。她不允许任何不好的情况发生，即使看到我不断进步，她也会提醒我，要变得更加博学。我也非常感谢我的妻子——Melody，她让我的生活变得轻松和安心，并且她是如此幽默，她的自信和爱是我完成本书的动力，在她的支持下，我将周末时光都投入到了工作中。我也很幸运，我的儿子Jared继承了我的衣钵，他是我个人职业生涯中巨大的快乐源泉。我的儿子Tyler也一直是我们的骄傲，他在我们的诊所里担任矫形鞋的定制专家。我也对我的职业心怀感激，在我从住院医师到主任医师工作的35年里，培养了100余名住院医师。

　　本篇之后是在本书创作和撰写过程中起重要作用的贡献者名单，没有他们的实践、知识和表达，就不会有本书的面世，真诚地感谢他们每一个人付出的时间和心血。

Harry John Visser

贡献者名单

编者

Blake T. Savage

Rekha Kouri

Nicole M. Smith

病例整理

Raul Aviles

参考文献整理

Robert K. Duddy

Carmina Quiroga

Jared J. Visser

Shirley C. Visser

Brittany R. Staples

Joshua Wolfe

Melinda Nicholes

Hannan Zahid

Kalen Farr

Kiera Benge-Shea

　　足踝外科是一门年轻的学科，属于骨科领域的新兴分支，近年来在我国发展较为迅速，但是许多骨科医生甚至是足踝外科医生对足踝部疾病及手术技巧等方面的认识和掌握尚不全面，导致了理论与临床手术脱节的情况。随着治疗的足踝疾病病例越来越多，我们将会见到更多足踝手术失败需要翻修的患者，对于需要翻修的手术更是与初次手术有着较大差别，如果翻修失败，不仅会给患者带来灾难，也会打击医生的自信心。基于此，我们组织了*Challenges in Foot and Ankle Reconstructive Surgery：A Case-based Approach*一书的翻译工作，旨在将该书中丰富的足踝翻修手术知识展现给国内广大同仁，提升我们的足踝手术能力。

　　*Challenges in Foot and Ankle Reconstructive Surgery：A Case-based Approach*一书由美国著名足踝外科专家Harry John Visser编写，全书共包含43章，涵盖前足疾病、足踝内翻畸形、足踝外翻畸形、足踝夏科氏关节病、肌腱病、高弓足畸形及足踝复合畸形7个主题，每一章都采用病例介绍的形式，从病史、诊断和术前评估、治疗、结果，以及经验和教训方面对每一种疾病的翻修做了精彩分享，为读者提供了大量宝贵的翻修经验。目前国内足踝方面的专业书籍较少，针对足踝疾病翻修的书籍更是寥寥无几，所以能将本书组织翻译成中文并呈现给国内的同行是我们的荣幸，我们希望能与国内足踝外科同仁一起审视和学习国外足踝外科领域取得的最新成果，共同提高国内的足踝外科诊疗水平。

　　在本次的翻译工作中，我们的译者均为在足踝外科领域临床一线的同仁，有着扎实的足踝理论知识和丰富的临床经验，这为本书的翻译奠定了基础。我们在严格遵循国际通用表述标准的同时，也确保翻译语句通俗易懂，使其符合中文的阅读习惯。在此，我向所有参与此次翻译工作的译者朋友们表示感谢。

　　最后，希望本书能为国内足踝外科同仁带来帮助，同时，由于英语水平有限，翻译不足之处，请足踝外科同仁批评、指正。

2023年8月12日

目 录

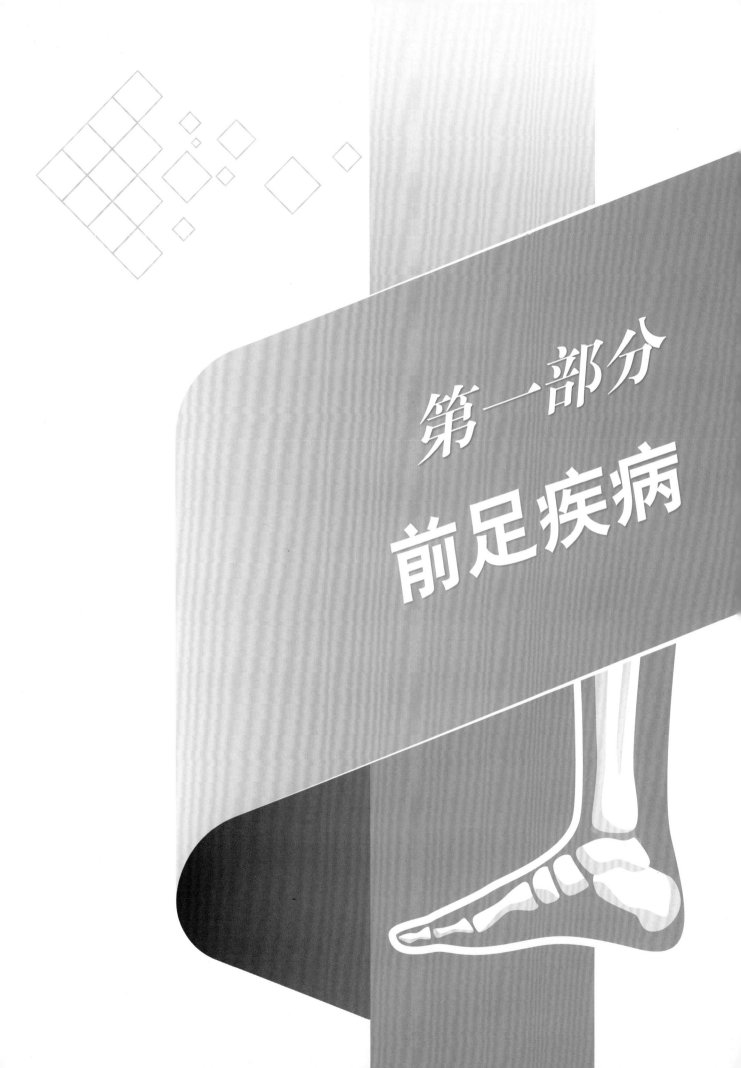

第一部分

前足疾病

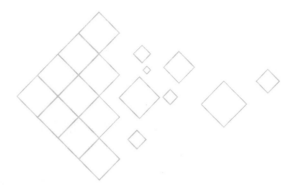

第 1 章

应用 Lapidus 术式翻修失败的 Scarf 截骨术同时应用抗生素骨水泥治疗第二跖趾关节植入物感染患者

病史

60岁的女性患者，踇外翻畸形导致踇趾滑囊炎反复发作。患者的初次手术为第一跖骨的Scarf截骨术。此外针对患者的第二趾锤状趾畸形也进行了3个术式的手术，包括置入髓内内固定和硅胶弹性铰链式假体。

诊断和术前评估

患者在Scarf截骨手术失败后出现的主要问题是踇外翻畸形复发。患者之前的截骨手术没有过度缩短第一跖骨，并且跖骨还有一定范围的跖屈活动。因此不需要放置自体骨或人工骨组织。翻修手术目的是减小跖骨间角并提供三维稳定性。有趣的是，尽管之前可能通过手术针对"漂浮趾"做了跖板修补术，但在负重位的侧位片上，仍可以看到足趾排列良好，没有过度短缩（图1.1）。

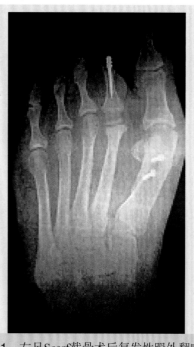

图1.1　左足Scarf截骨术后复发性踇外翻畸形

治疗

应用Lapidus术式融合内侧跖楔关节处理复发的踇外翻畸形（图1.2）[1]。刮除关节表面的软骨和软骨下骨。融合位置很重要，让融合关节从内向外加压，在水平面减小跖骨间角。融合时踇趾远端背伸，使第一跖骨在矢状面向跖侧屈曲，同时踇趾内翻内旋，使第一跖骨在冠状面上得到矫正。通过跖骨基底内侧

闭合楔形截骨术可进一步矫正跖骨间角（图1.3）。固定方式包括放置在背内侧的锁定钢板及1枚4.0 mm的加压螺钉（图1.4）[2]。术后患者2周内保持非负重（non-weight bearing，NWB），然后佩戴踝关节固定（controlled ankle motion，CAM）靴负重4周[3]。

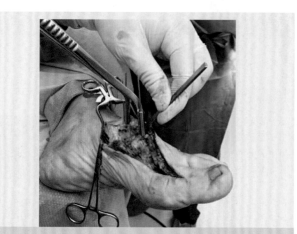

图1.2　应用Lapidus术式翻修

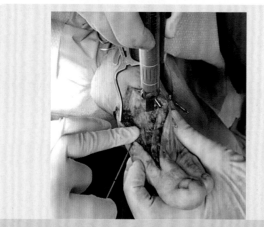

图1.3　跖骨基底内侧闭合楔形截骨术进一步减小跖骨间角

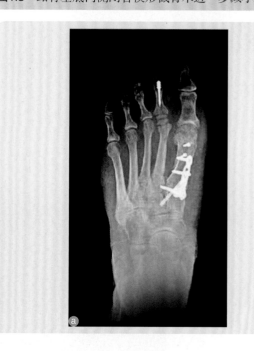

4

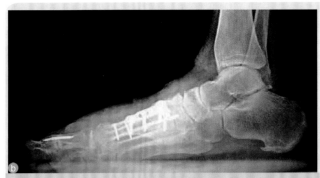

图1.4 应用Lapidus术式翻修，融合第一跖骨和内侧楔骨，从3个平面进行矫正

结果

术后患者的关节融合愈合良好，但第二跖趾关节出现问题，该关节并未进行翻修手术。翻修术后给予患者物理治疗，患者在最初的4周恢复良好。然而在第10周时，患者的第二跖趾关节出现肿胀、疼痛和红疹，但未见伤口渗出脓液与窦道形成（图1.5）。笔者最初应用泼尼松治疗患者潜在的痛风性关节炎，应用多西环素治疗潜在的感染。1周后患者复诊，治疗效果不明显。实验室检查提示白细胞计数正常（8.2×10^9/L，无左移）。红细胞沉降率为45 mm/h，C反应蛋白为3.0 mg/L，两者均升高。

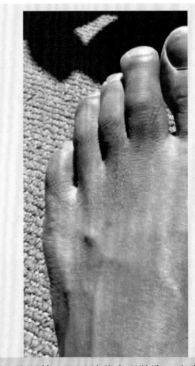

图1.5 左足第二跖趾关节出现肿胀、疼痛和红疹

由于担心感染，笔者应用[99m]Tc-六甲基丙二胺肟（[99m]Tc-HMPAO）进行核素扫描（图1.6）[4]。结果提示左足第二跖骨、近端趾骨和植入物存在潜在的骨髓炎感染。进行经皮的细针穿刺活检证实骨髓炎的存在，培养结果提示系耐甲氧西林金黄色葡萄球菌（methicillin-resistant staphylococcus aureus，MRSA）感染。取出硅胶移植物，清理第二跖骨（图1.7），再填充万古霉素骨水泥[5]。骨水泥可以维持足趾长度，多西环素口服14天后伤口完全愈合。现患者情况良好，目前已使用骨水泥作为植入物2年时间（图1.8）。

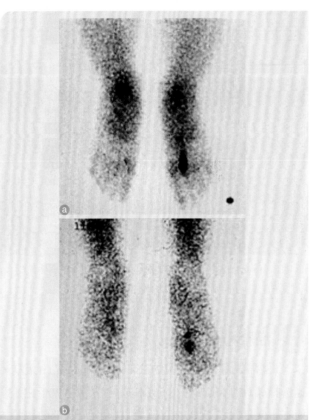

图1.6 a.应用[99m]Tc-HMPAO进行三时相骨扫描显示第二跖趾关节病灶出现核浓聚；b.应用[99m]Tc-HMPAO进行核素扫描同样在第二跖趾关节出现核浓聚

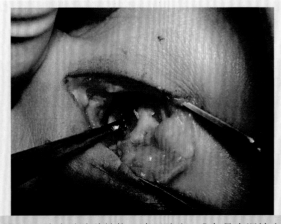

图1.7 取出硅胶移植物，清理髓腔，准备骨水泥填充

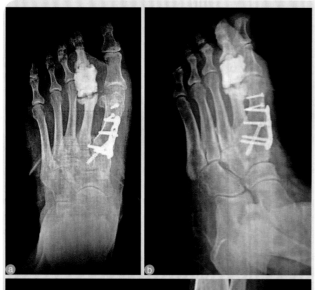

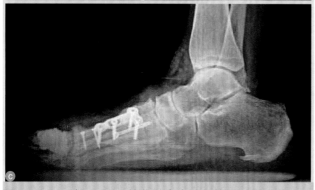

图1.8　a~c.行Lapidus关节融合术进行第一跖骨翻修，在第二跖趾关节置入抗生素骨水泥治疗感染关节

经验和教训

　　1例需要翻修的失败的Scarf手术通常是由最初术式选择错误所导致[6]。Scarf术式是一种起源于建筑学和木工学的截骨方式。它依靠刻痕和凹槽把两块骨固定。尽管该术式可以矫正较大的跖骨间角，但是经常存在矫正角度不足的问题。Lapidus术式可以在3个平面完美地矫正外翻畸形。在跖楔关节面完成处理后，再通过"羽毛"技术（木工术语，将接触面粗糙化，

使它们相贴）完成矫正，横向减少跖骨间角。通过刮除关节表面软骨，最低程度地缩短足趾长度。在第一跖骨背内侧应用锁定钢板，来保护位于张力侧和压力侧中间的拉力螺钉。这种固定方式可以使患者早期负重。

　　应用移植物会导致后期的感染[7]。在这个病例中，硅胶移植物已经被放置了2年，未发生异常。这次术后积极使用物理治疗，使覆盖在种植体和骨表面生物膜的多糖–蛋白质复合物发生破坏，大量细菌进入周围组织间隙。

　　足部植入体感染的处理方式与髋、膝关节感染的处理类似，彻底清创骨骼，填充抗生素骨水泥，它可以使高浓度的抗生素不断作用于局部骨骼。根据解剖部位，选择口服或者静脉输注抗生素。骨水泥填充物提供稳定性的同时，保持趾骨适当的长度和位置至关重要[8]。当做第二阶段的手术时，可使用新鲜的同种异体第二跖骨头移植物，也可以考虑切除第五趾骨头和跖骨干骺端作为自体移植物使用。对切除第五趾骨头的关节囊进行紧密缝合，可以减少第五跖骨的短缩。在某些情况下，比如此病例，保留骨水泥可以使患者无痛，但是不具有解剖功能。

（才礼扬　译　彭玉峰　校）

参考文献

扫码查看

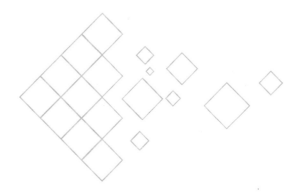

第 2 章

应用楔形多孔钛合金假体翻修
Lapidus 手术

病史

50岁白种人女性患者，在3年前因踇外翻畸形行Lapidus跖楔关节融合术[1]。由于术后持续疼痛，患者于1年前取出内固定物[2]。尽管内置物已经被取出，但是患足依然疼痛。同时患者发现她的足弓逐渐变得低平，手术部位出现持续性疼痛。

诊断和术前评估

根据X线片的评估，患足畸形，第一跖骨短缩伴随跖骨间角持续变大。同时在跖楔关节跖侧可见关节未融合，跟骨距骨角明显增大，伴随距下关节（subtalar joint，STJ）半脱位。在内侧楔骨中可见之前手术残留的螺钉（图2.1a）。侧位片显示足弓明显下降，内侧楔骨与第五跖骨基底重叠（图2.1b）。

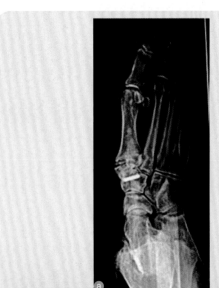

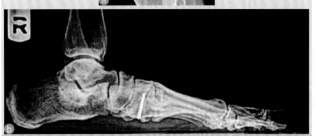

图2.1　a.Lapidus关节融合术后关节未融合，跖骨间角增大，第一跖骨短缩，距骨半脱位；b.右足足弓高度丢失，内侧楔骨残留断裂的螺钉，内侧楔骨与第五跖骨基底部重叠

治疗

翻修手术包括：①在第一跖楔关节置入多孔钛合金楔形假体[3]；②松解腓肠肌[4]；③跟骨后侧截骨

术[5]；④距舟关节（talonavicular joint，TNJ）融合术[6]。超适应证使用多孔钛合金楔形假体恢复跖骨长度，纠正跖骨间角，并获得适度的跖屈，恢复足部的三角支撑（图2.2a）。跟骨后侧截骨术和距舟关节融合术有助于复位距骨的半脱位和恢复足弓高度（图2.2b）。在纠正后足外翻和恢复足弓高度时，腓肠肌的松解同样必不可少。术后患者6周内保持非负重，然后在后续的6周内在佩戴踝关节固定靴的情况下负重。患者在负重后开始强化功能锻炼。

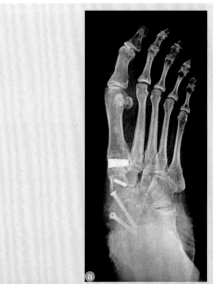

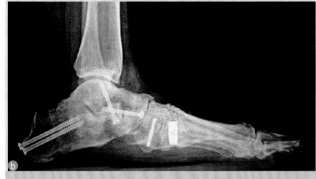

图2.2　a.右足应用多孔钛合金楔形假体恢复跖骨间角和第一跖骨长度；b.距舟关节融合、跟骨截骨及腓肠肌松解术后内侧纵弓恢复

结果

术后患者恢复良好，无明显并发症。多孔钛合金楔形假体位置良好，它具有和松质骨一样的稳定性。另外距舟关节融合良好，跟骨截骨已经愈合。足弓高度和足整体位置都恢复良好。根据这类手术的特点，患者在术后6个月恢复日常活动。但是残留的不适与轻度的水肿持续了1整年。在术后14周使用矫形器，以支持保护重建的足部结构。

经验和教训

在Lapidus融合术后第一跖楔关节未融合时，可考虑超适应证使用多孔钛合金楔形假体，这种菱形楔状假体放置于背内侧可以增加跖骨长度，纠正跖骨间角，跖屈第一跖骨，保持足底负重的平衡性。

融合关节必须达到骨性融合[7]。通过使用克氏针撑开器复位第一跖骨。未融合的关节面的准备方法必须与使用自体或者异体骨进行融合时相同，刮除纤维化组织，在第一跖楔关节的软骨下骨和松质骨处钻孔，直至有新鲜出血点。

钛合金楔形假体的固定依靠于截骨端的自然加压。当放开牵开器时，关节两侧给予植入物自然加压，观察关节的活动情况，如果植入物稳定且无松动，则无须进一步固定。如果关节表面有间隙或植入物有明显的松动，可以使用钢板或者门型钉进行加压。

跟骨截骨和距舟关节融合可以减少距下关节的半脱位，同时会对跟骰关节（calcaneocuboid joint）产生牵张或者分离效应，这对于保持外侧柱的活动性非常重要。在退行性病变部位进行病灶骨的切除和软骨下骨的钻孔，可以增加关节的活动性，并且促进纤维软骨的修复。

（才礼扬 译　彭玉峰 校）

━━━━━━━━━━━━◆ **参考文献** ◆━━━━━━━━━━━━

扫码查看

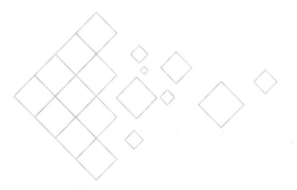

第 3 章

应用双钢板配合髓内克氏针翻修移位的第一跖骨头截骨术

病史

64岁白种人女性患者，因姆外翻畸形，在第一跖趾关节行跖骨截骨和近端趾骨Akin截骨手术。术后伤口恢复良好，2周后拆线。但是在术后第3周患者下台阶时摔倒，患者的第一跖趾关节出现伸直型损伤[1]。患足出现明显的疼痛和水肿，并逐渐加重，无法负重行走，只能轮椅代步。

诊断和术前评估

X线片上显示2枚2.0 mm螺钉松动，第一跖骨头向内侧和背侧移位，背内侧可见相当大的间隙（图3.1a、图3.1b）。临床查体发现在活动第一跖骨截骨部位时，有明显的骨擦音，提示跖骨不稳定。近端趾骨未见损伤[2]。在斜位片和侧位片上可见患者第一跖骨头截骨处明显移位（图3.1b、图3.1c）。两枚螺钉的松动提示截骨处固定压力消失。此外，松动的螺钉导致应力分散，在保护性负重的情况下，无法出现任何形式的继发性骨愈合。在斜位片和侧位片上可见第一跖骨内侧移位畸形及第一跖骨抬高。笔者也担心潜在的进展性跖骨头缺血性坏死（avascular necrosis，AVN）的发生[3]，这是由跖骨头血供的脆弱性所导致[4]。

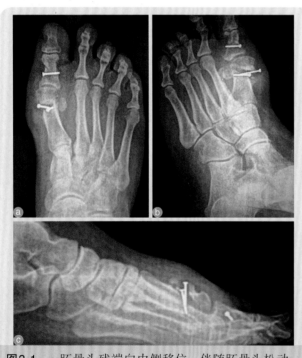

图3.1 a.跖骨头残端向内侧移位，伴随跖骨头松动；b.跖骨头远端向背侧移位，伴随2.0 mm螺钉松动；c.跖骨头远端向背侧移位，伴随跖骨骨不连

治疗

手术目的是将移位的第一跖骨头在矢状面、水平面和冠状面上进行复位。使用1.2 mm克氏针将第一跖骨头固定到近端跖骨[5]。在内侧和背侧应用双锁定钢板支撑重新复位的第一跖骨头，在骨不连处进行植骨。通过纠正跖骨间角和在矢状面适度跖屈获得理想的固定位置，同时第一跖骨头也要适度旋转（图3.2）。术后患者保持无负重4周，然后拔除克氏针。第一跖趾关节在适度范围内开始活动，并在踝关节固定靴的保护下负重4周，直至X线片显示骨愈合发生，然后继续进行4周的物理治疗。

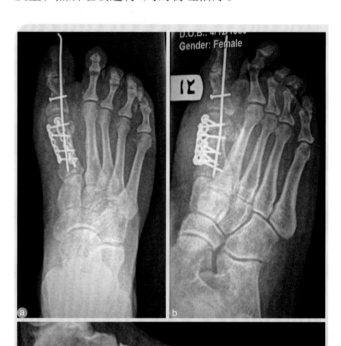

图3.2 a、b.第一跖骨头与髓内克氏针和双锁定钢板在纵轴上平行；c.放置双锁定钢板以抵抗拉力、剪切力和弯曲力

结果

术后9周时患者恢复穿鞋并开始家庭物理治疗。术后对患者随访6个月，通过X线片确保截骨处愈合及未发生跖骨头坏死。术后6个月时患者完全恢复正常活动，其第一跖趾关节获得良好的活动范围和功

能。作为一名老年患者，其无更多的功能需求，对于结果，患者非常满意。

经验和教训

第一跖骨头截骨术后的移位是一个重大的挑战，再次手术形成的水肿导致术后血肿和感染的风险明显增加，同时主要担心进展性跖骨头缺血性坏死的发生[6]。

术中复位的关键在于粉碎的跖骨头背侧骨块的复位。在跖骨头范围内几乎没有可固定的空间，通过轴向插入1根克氏针，穿过保留的跖骨头跖侧部分，将跖骨头准确复位。

双微型锁定钢板可以保持稳定性，抵抗张力、剪切力和弯曲力。对于背侧的骨缺损需要植骨。通过跖骨内侧钢板的偏心孔可以给予跖骨加压。

附加病例：应用微型外固定架翻修第一跖骨头截骨术后移位

在一个类似的病例中，笔者使用另一种方法对其进行治疗。患者为1名45岁的1型糖尿病患者，因神经病变而失去皮肤感觉保护。双截骨术治疗踇外翻，从而清除慢性复发性足底溃疡。术后2周，患者出现感染相关的临床表现，X线片提示第一跖骨头移位（图3.3和图3.4）。术后最初计划禁止患者负重，但是患者未遵医嘱，术后即开始负重。

在此病例中，笔者取出钢板并将软组织和骨组织进行细菌培养。因为担心感染，所以将第一跖骨头和近端跖骨再次使用1.5 mm克氏针固定（图3.5）。由于患者的神经病变，笔者应用微型外固定架固定并将伤口全层缝合（图3.6）[7-8]。在伤口闭合前，在截骨骨缺损处植入同种异体骨（图3.7），在骨膜表面放置万古霉素并缝合封闭部分伤口（图3.8）。剩余的皮下伤口开放，利用负压疗法治疗，二期愈合。

最终术中骨活检和术后组织培养均为阴性，排除感染的可能。患者术后8周内禁止负重，然后拆除外固定架。截骨处伤口愈合良好。在接下来的4周内患者佩戴踝关节固定靴，并开始进行跖趾关节功能锻炼。患者的跖骨截骨和趾骨截骨完全愈合，在足部矫形器的保护下恢复穿鞋，足底溃疡未再复发。

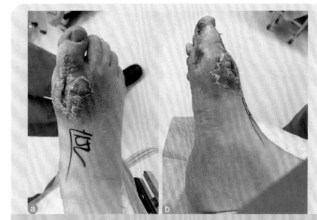

图3.3 a、b.在双截骨术后2周临床检查发现伤口裂开，并存在感染的可能性

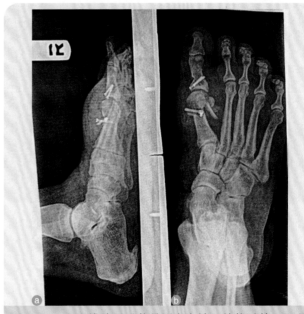

图3.4 a、b.X线片显示截骨固定失效，并伴随第一跖骨头移位

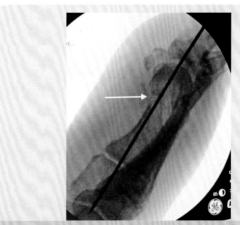

图3.5 复位关节，稳定截骨部位，用克氏针固定，贯穿第一跖骨，以跖底皮层作为参照，对第一跖骨进行复位。箭头：以跖侧皮质对齐作为复位标准

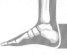
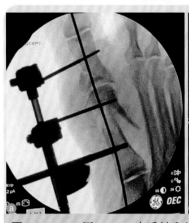
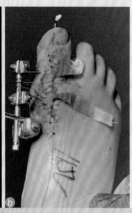

图3.6　a、b.用1.5 mm克氏针和微型外固定架对跖骨头远端进行复位固定

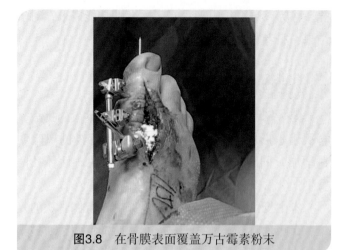

图3.8　在骨膜表面覆盖万古霉素粉末

（才礼扬 译　彭玉峰 校）

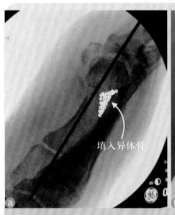
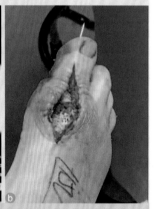

图3.7　a、b.应用同种异体骨填充背侧骨缺损

填入异体骨

参考文献

扫码查看

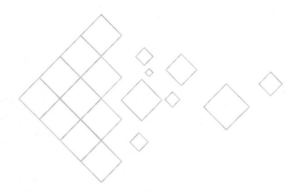

第 4 章

第一跖骨头截骨术后缺血性坏死，
应用新鲜冰冻的同种异体股骨头移植
行关节翻修融合术

病史

42岁白种人女性患者，1年前行手术治疗，手术方式为跖骨Austin截骨与近端趾骨Akin截骨的双截骨术式，治疗过程顺利，患者在术后6周出院。在术后9个月时患者出现疼痛和肿胀症状，直至术后1年，患者才开始寻求治疗意见。笔者初次见到患者时，其第一跖趾关节疼痛、肿胀，跗趾关节功能已经丧失。患者强调她在术后初期没有出现伤口问题。

诊断和术前评估

右足拍摄正位片、斜位片和侧位片。X线片显示跖骨Austin截骨用2枚3.0 mm空心拉力螺钉固定，近端趾骨Akin截骨用门型钉固定[1-2]，第一跖骨头广泛性坏死导致第一跖骨短缩和抬高。跗趾漂浮，没有功能（图4.1）。笔者比较关心的是病因，缺血性坏死或者骨髓炎[3]。实验室检查显示白细胞计数为7.2×10^9/L，C反应蛋白为2.4 mg/L，红细胞沉降率为25 mm/h。应用^{99m}Tc-HMPAO进行核素扫描，结果表明对骨髓炎的诊断缺乏依据[4-5]。通过细针穿刺骨组织进行活检与培养，结果显示无细菌生长，病理组织学显示无骨髓炎。根据这些结果推定病因为缺血性坏死[6-8]。

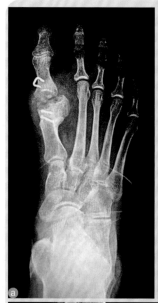
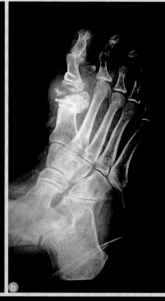
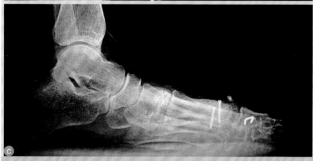

图4.1　a～c.右足第一跖骨头术前外观，考虑缺血性坏死或者骨髓炎形成

治疗

治疗过程中完全切除第一跖骨头。由于骨组织缺血性坏死，无法行跗趾关节融合术（图4.2）。使用环钻测量被切除的第一跖骨头的大小（图4.3），再使用同样尺寸的环钻从新鲜冰冻的同种异体骨上获取松质骨（图4.4）。使用直径2.0 mm的钻头在同种异体骨上钻多个孔，然后利用胫骨远端干骺区获得的骨髓液浸泡同种异体骨（图4.5）[9]，将异体骨放入切除的骨缺损处，放入前使用2.0 mm的钻头在近端趾骨基底部和剩余的第一跖骨远端打磨并钻孔以利于融合。先用克氏针逆行穿过近端趾骨，穿出跗趾末端，然后再顺行穿入异体骨，并将克氏针顺行穿过固定于第一跖骨上（图4.6）。使用一个3.0 mm的锁定钢板用作桥接或者支撑钢板，在锁定钢板的近端和远端通过加压孔使用非锁定螺钉进行偏心固定，给移植的异体骨进行加压（图4.7），钢板其余锁定孔用3.0 mm的锁定螺钉固定（图4.8）。

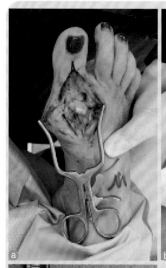
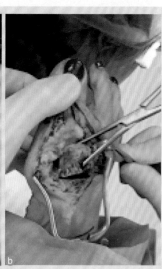
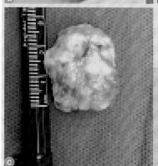

图4.2　a.右足缺血性坏死的跖骨头；b.在有血运的骨组织分界处切除缺血性坏死的跖骨头；c.右足切除的无血供的跖骨头

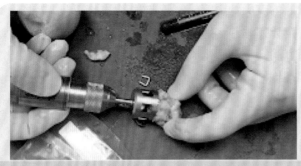

图4.3　使用环钻测量切除的第一跖骨头的尺寸

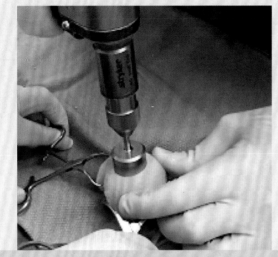

图4.4　使用环钻从新鲜冰冻的股骨头上取得与切除的第一跖骨头匹配的同种异体移植物

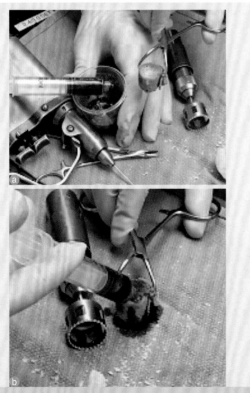

图4.5　a、b.将抽吸的骨髓浸泡于取好的同种异体股骨头上

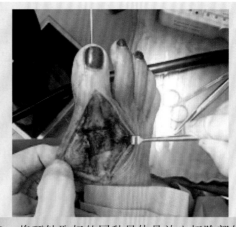

图4.6　将环钻取好的同种异体骨放入切除部位，用1.5 mm的克氏针将异体骨固定于踇趾

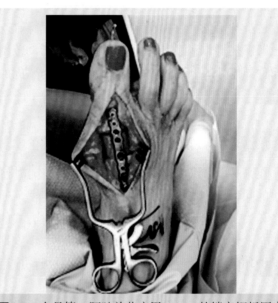

图4.7　右足第一跖趾关节应用3.0 mm的锁定钢板固定

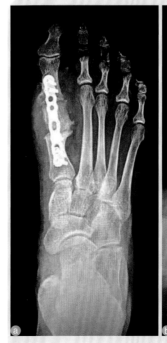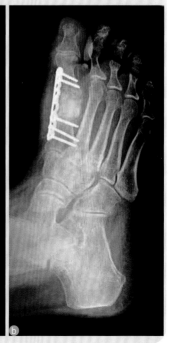

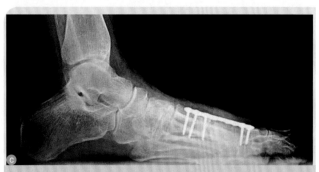

图4.8　a～c.将取自股骨头的同种异体骨置入后的术后X线片，可见已恢复踇趾长度和矢状面负重

结果

患者在术后的8周内不能负重，然后在后续的3周内逐步开始负重。在术后12周时患者恢复穿鞋。最后患者恢复得非常好，趾间关节有良好的活动范围，在同种异体骨的近端和远端也获得了稳定与坚固的骨融合。

经验和教训

在某些病例中，在切除第一跖骨头的同时使用大块的同种异体骨是一个具有挑战性的手术[10]。通过韧带和关节囊重建踇趾长度至关重要。这种方式的关节融合术让踇趾在绞盘机制改变后重新建立稳定性，并保护外侧跖骨免受过度负荷。在放置钢板前应用可弯曲的克氏针固定异体骨非常有用，它可以帮助初步稳定异体骨并将踇趾固定于合适的位置。同种异体骨可以用环锯和圆锥状钻孔器制备。异体骨的近端趾骨用环锯修整，远端用圆锥状钻孔器修整[11]。趾骨的近端用环锯修整，跖骨远端用圆锥状钻孔器修整。这样可以使踇趾在克氏针固定时将异体骨镶嵌于跖骨和趾骨之间。我们必须明白在每一个病例中，无论临床检查、实验室检查和评估的结果如何，骨质破坏必须排除感染的存在。镶嵌于中间的异体骨长度不能大于2.0 cm，最好小于1.5 cm。因为爬行替代发生于同种异体骨的近端和远端，使用较长的异体骨会导致中心部位无法爬行替代，从而导致塌陷，破坏结构的稳定性，引起异体骨松动、失效和骨不连的发生。

（才礼扬 译　彭玉峰 校）

参考文献

扫码查看

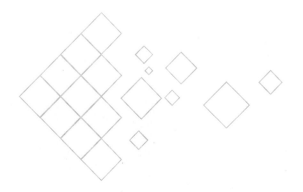

第 5 章

第一跖趾关节应用铰链式硅胶假体
术后使用新鲜冰冻的同种异体股骨头
移植行关节翻修融合术

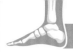

第一部分

病史

52岁女性患者，右足第二跖趾关节周围出现疼痛和肿胀6个月。患者在3年前曾接受第一跖趾关节铰链式硅胶假体植入术[1]。术后1年内患者病情平稳，否认伤口感染病史。1年以后患者开始出现第二跖趾关节疼痛，遂寻求手术医生诊治，医生多次给予患者皮质类固醇注射，并要求患者佩戴矫形器。患者自诉在短时间内症状改善，后期症状再次加重，而第一跖趾关节术后未再出现问题。

诊断和术前评估

临床查体发现在第二跖趾关节背侧有明显的压痛，但在跖侧没有明显不适。X线片显示第一跖趾关节处存在铰链式硅胶假体植入物，硅胶假体完好无损，没有发现假体下沉、塌陷或纤维结构不良。第一跖骨头明显切除，在患者的第二跖趾关节处发现软骨下的塌陷，与Freiberg病的Ⅱ期表现一致（图5.1）[2]。这是由于继发的过度负荷横向转移所产生的并发症，过度的负荷导致绞盘机制丧失。这些情况的发生都是由于假体植入关节成形术中切除跖骨头和姆短屈肌（flexor hallucis brevis，FHB）离断引起的。

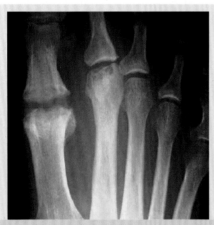

图5.1 第一跖趾关节成形术植入铰链式硅胶假体，第二跖骨头Freiberg病变继发于负荷横向转移

治疗

手术的目的是稳定第一跖趾关节，从而稳定内侧柱，术中取出假体，植入大块骨组织融合跖趾关节[3-4]，同时有助于重建绞盘机制[5]。经过测量，姆趾长度丢失为1 cm（图5.2）。当植入骨块的形状与趾骨和跖骨切除部位的轮廓一致时很容易与假体的

位置相适应（图5.3）。应用两块重建锁定钢板固定（图5.4）[6]，固定前使用1.5 mm克氏针将同种异体骨钻孔并用跟骨骨髓液浸泡。第二跖骨头未进行手术治疗[7]。

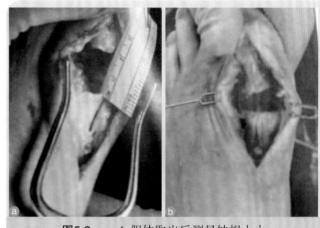

图5.2 a、b.假体取出后测量缺损大小

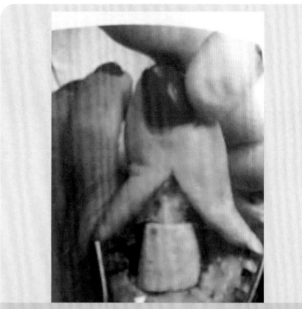

图5.3 卡入同种异体骨以恢复姆趾长度，融合第一跖趾关节，恢复姆趾着地负重

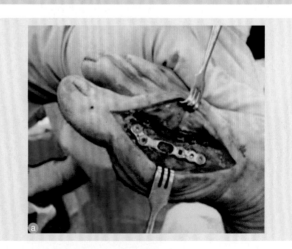

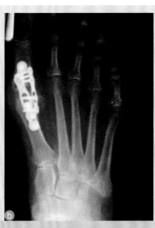

图5.4 a、b.使用双锁定钢板固定跖趾关节，钢板固定后拔除克氏针

结果

术后患者9周内不能负重，9周后开始负重行走，手术12周后患者开始穿鞋活动。最后患者恢复良好，第二跖骨头再未发生疼痛。但植入的同种异体骨的远端出现骨不连，而近端融合，最后并未再进行手术。

经验和教训

对于植入物并发症的处理相当棘手。通常情况下，植入物并不是引起疼痛症状的原因，正如本病例一样。当踇短屈肌腱止点从近节趾骨剥离时，就会发生稳定性消失与绞盘机制失效，同时过度切除跖骨头会导致不稳定加重。当将第一跖趾关节通过关节融合术稳定后，内侧柱的整体稳定性也会得到改善，转移性跖骨痛会间接得到缓解。如本病例所示，在关节融合后，第一跖趾关节重新开始负重，可缓解第二跖趾关节的症状，尽管X线片显示第二跖趾关节有Ⅱ期Freiberg病表现[8]。

笔者遇到的另一个难题是处理取出的假体后产生的锥状髓内空腔。取出假体后，近节趾骨的髓腔内硬化骨和第一跖骨的皮质骨必须用适度的力量打磨出血，然后将浸泡于骨髓液中的同种异体骨紧密地填塞于空腔内。移植骨必须紧贴薄弱的皮质骨边缘和截骨平面。如果移植骨产生松动，通常会导致关节融合术的失败。最近笔者使用环锯从跟骨取出移植骨填塞空腔[9]。环锯的尺寸与空腔相匹配，然后将移植骨压入空腔内。幸运的是如果发生纤维性骨不连，通常不会出现疼痛并且相对稳定。如果出现钢板松动，可以取出钢板。自采用环锯钻取骨块移植以来，骨不连和骨延迟愈合的发生明显减少。

（才礼扬 译　彭玉峰 校）

参考文献

扫码查看

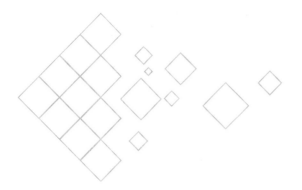

第 6 章

应用脱细胞真皮基质覆盖第一跖骨头
处理 3 期姆趾僵硬畸形

第一部分

病史

56岁白种人男性患者，左足第一跖趾关节长期疼痛。患者自诉在高中打篮球时扭伤过跖趾关节，经过3个月伤痛才完全恢复。患者在5年前开始出现疼痛症状，最初使用矫形器并配合理疗，也应用过石墨鞋垫[1]。患者自诉在此之前该关节曾经注射过激素，1年1次，持续3年[2]。这些治疗方式使得他的症状得以缓解，但是在1年前第3次注射激素后，治疗效果只维持了2个月。

诊断和术前评估

临床查体提示患者左足第一跖趾关节活动受限，背伸10°，跖屈5°，在关节活动时可闻及捻发音。X线片提示3期蹬趾僵硬畸形（图6.1），正位片显示关节间隙约2 mm，呈不对称性狭窄，在跖骨头的内侧和外侧可见大量增生性骨赘，软骨下骨发生硬化和破坏（图6.2a）。侧位片显示第一跖骨头上下不对称，背侧可见一个大骨赘并刺激近节趾骨基底部的背侧。另外，关节背侧可见游离体，跖趾关节的同心圆结构基本正常（图6.2b）[3]。

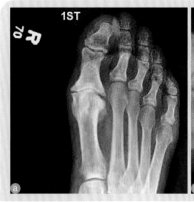

图6.1 临床表现为蹬趾僵硬、畸形

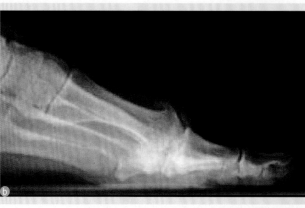

图6.2 a.正位片显示不对称性关节间隙狭窄伴骨赘形成及软骨下骨硬化；b.侧位片显示近节趾骨基底部和第一跖骨头背侧的骨刺

治疗

笔者采用第一跖趾关节背侧的弧形切口（图6.3），切除第一跖骨头背侧的骨赘和内外侧增生的骨头[4]，同时可以轻松去除关节游离体。用咬骨钳咬除近节趾骨基底部周围的骨赘，第一跖骨头剩余的软骨使用钻头磨除，用弧形骨剥离器松解籽骨（图6.4a～图6.4c）。用钻头在软骨下骨上钻孔，为同种异体移植物提供血运（图6.4d～图6.4f）。这种方式有助于保持关节的形状。在第一跖骨头的背侧、跖侧、内侧和外侧植入微型缝合铆钉作为4个固定点，然后将3.3 mm的脱细胞真皮基质移植物固定于准备好的跖骨头上[5]。近节趾骨基底部保留原有的透明质和纤维软骨。

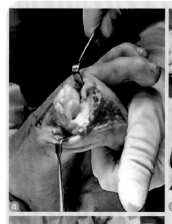
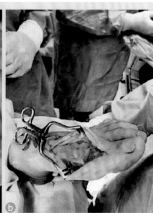
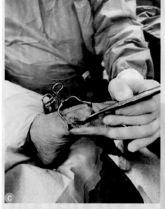

图6.3 a.关节内出现大量增生骨赘及游离的骨头；b.第一跖趾关节清理后；c.弧形骨剥离器松解粘连的跖骨底部组织和籽骨

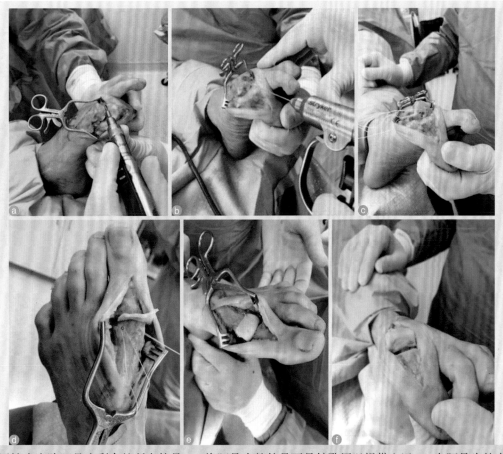

图6.4　a.使用钻头磨除跖骨头剩余的所有软骨；b.将跖骨头的软骨下骨钻孔用以提供血运；c.在跖骨头的内侧、外侧、跖侧和背侧用微型铆钉建立4个固定点；d～f.将3.3 mm真皮基质移植物固定于跖骨头上

结果

术后患者佩戴踝关节固定靴，并开始在可耐受范围内负重。2周后拆除缝线，开始第一跖趾关节的活动训练。术后4周，患者开始穿鞋。患者恢复得非常好，术后3个月时可以完全无痛行走。随访1.5年，患者无疼痛症状发生。

经验和教训

应用脱细胞真皮基质（acellular dermal matrix，ADM）包裹在跖骨头上是一种放入间质体的关节成形术，是一项用以解决3期跚趾僵硬的新技术[6]。随着关节破坏的进展，传统关节唇切除术结果变得不确定。将近端趾骨Moberg截骨与第一跖骨Youngswick截骨结合与单纯关节唇切除术相比，没有证据表明前者更具有优势。应用关节成形术或者关节融合术是正确的选择，但手术会破坏关节本身。尽管可以使用真皮基质包裹近节趾骨关节面，但是笔者发现单纯包裹跖骨头本身就已足够。

脱细胞真皮基质可以提供一种三维空间内生物相容性非细胞毒性基质，并保留其化学活性。它允许血管重建和细胞再生。因为脱细胞真皮基质含有成纤维细胞生长因子、血小板生长因子、转化生长因子和骨形态发生蛋白2，所以它能促进细胞在生物学方面的转化与生长[7]。

附加病例：第一跖趾关节铰链式硅胶假体移植后使用关节囊 U 形瓣翻修术

在另一个病例中，首先取出产生疼痛的La Porta硅胶假体[8-9]。假体已经破损，疼痛产生的原因是截骨后的近节趾骨边缘和跖骨形成撞击（图6.5）。在该病例中，应用关节囊U形瓣联合脱细胞真皮基质做关节成形术（图6.6）。在用微型铆钉将关节囊U形瓣固定在第一跖骨头之前，使用磨钻将髓腔内的骨面打磨出血，然后将脱细胞真皮基质塞入第一跖骨髓腔内（图6.7）。

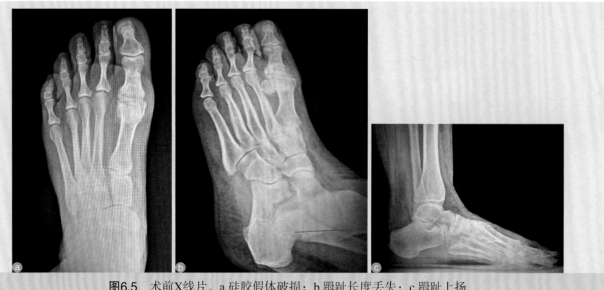

图6.5 术前X线片。a.硅胶假体破损；b.踇趾长度丢失；c.踇趾上扬

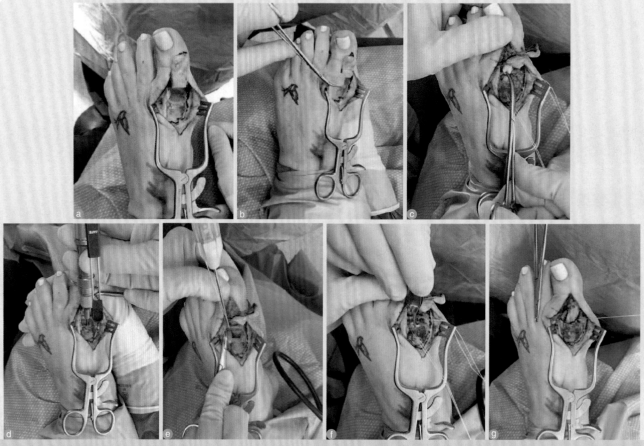

图6.6 a.在左足第一跖骨远端切取并游离关节囊形成U形瓣；b.取出硅胶假体并松解跖板；c.松解踇长屈肌腱；d.打磨髓腔；e.在第一跖骨跖侧植入铆钉；f.在放置基质和缝合固定前将跖板和踇长屈肌固定在一起；g.塞入细胞基质并将U形瓣塞入缝合于跖骨头上

第一部分

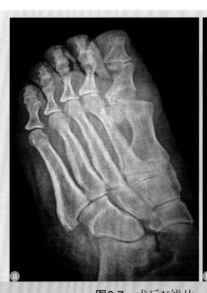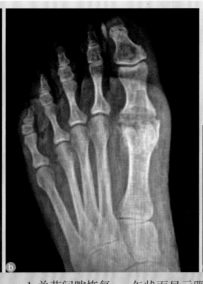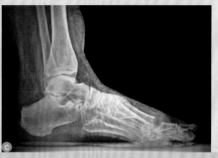

图6.7　术后X线片。a、b.关节间隙恢复；c.矢状面显示踇趾畸形纠正，长度恢复

（才礼扬 译　彭玉峰 校）

参考文献

扫码查看

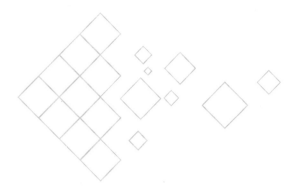

第 7 章

应用多处跖骨截骨与自体骨移植
治疗跖骨短缩畸形

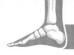

足跟翻修手术挑战——基于病例的术式介绍

病史

37岁白种人女性患者，右足的第三趾和第四趾先天性短缩[1]。患者未予重视，直至足部逐渐出现疼痛才开始寻求治疗。在患者的右足第二和第五跖骨出现顽固性足底胼胝之后疼痛发生。患者请专业人员对足底胼胝进行修剪，并在过去的4年里佩戴定制的矫形器，但疼痛并未明显好转，因此患者选择手术矫正，希望能够改善她的足部畸形。

诊断和术前评估

临床检查发现，顽固性足底胼胝位于患者右足的第二和第五跖骨头下方[2]，右足第三趾和第四趾明显短缩畸形[3]。右足X线片显示第三和第四跖骨发育不全，近节、中节和远节趾骨长度正常；患者其余的关节结构正常（图7.1）。

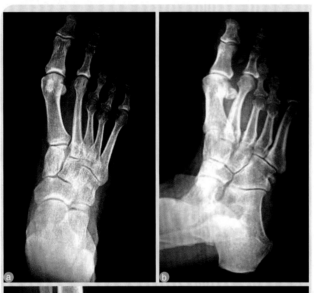

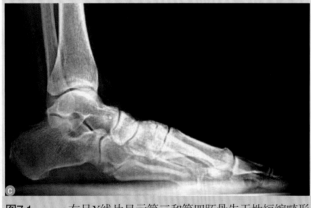

图7.1　a~c.右足X线片显示第三和第四跖骨先天性短缩畸形

治疗

由于存在两个先天发育不全的跖骨，笔者通过

术前测量平片决定短缩第二和第五跖骨，每个跖骨截掉5 mm长的跖骨干后短缩[4]。然后在第三和第四跖骨的干骺端截断跖骨干，牵开后将第二和第五跖骨截掉的跖骨干分别移植到第三和第四跖骨干内[5]。用1.2 mm克氏针贯穿固定植入的跖骨干，然后用微型钢板和2.0 mm皮质骨螺钉固定截骨后的第二和第五跖骨。截骨完成后跖骨头的弧形抛物线得到恢复，但第二趾仍然显得过长，于是又做了近节趾骨的趾骨头切除，并用克氏针固定融合，第一跖骨未处理（图7.2）。

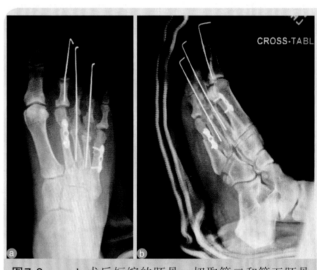

图7.2　a、b.术后短缩的跖骨；切取第二和第五跖骨干；将切下的跖骨干分别植入第三和第四跖骨以增加长度；通过第二趾近趾间关节融合术进一步缩短第二足趾，改善足部畸形

结果

术后8周内患者禁止负重。术后2周开始踝关节和距下关节功能锻炼，术后6周拔除克氏针（图7.3）。然后患者开始穿矫形鞋负重，并在第10周过渡到穿正常鞋。患者截骨端愈合良好，移植的自体骨固定稳定，患者对足外形效果和顽固性痛性胼胝的解决非常满意。

经验和教训

虽然有很多关于跖骨短缩畸形的报道[6-7]，但多是一个跖骨发育不全，很少涉及两个跖骨的情况。在这种情况下应用微型外固定架牵引成骨不是一个切实可行的选择[8]。由于跖骨过于靠近，在截骨后牵张组织会导致血供不足，一期牵张移植对神经血管结构也有很大的风险。

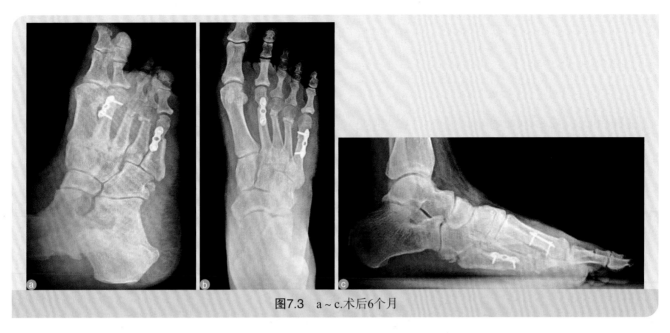

图7.3 a~c.术后6个月

虽然在某些情况下可以考虑应用Chevron截骨术短缩第一跖骨，但最好能维持第一跖骨的相对长度，并保持绞盘机制。如果足趾外观仍然不对称或者过长，应用近趾间关节成形术或者融合术是一个很好的选择，这样比调整截骨或移植物的位置更有效。

（才礼扬 译　彭玉峰 校）

参考文献

扫码查看

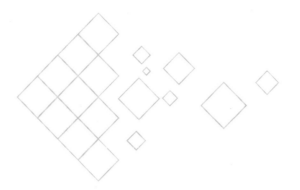

第 8 章

第一跖趾关节融合、外侧足趾跖
骨头切除、趾间关节闭合复位术
治疗严重的先天性姆内翻和足趾
内收畸形

病史

72岁白种人女性患者，右足有严重的先天性蹈内翻畸形，伴随严重的足趾内收和屈曲畸形。患者有高血压及与之相关的心血管疾病病史。3年前患者冠状动脉植入支架，现病情稳定，接受阿司匹林治疗后情况良好。除此以外，患者无其他疾病，无类风湿性关节炎。令人惊讶的是，尽管足趾畸形严重，这位患者仍然能够穿着露趾凉鞋正常生活。她来自南佛罗里达州，在很长的一段时间内不需要穿着包头鞋。后来她搬到了密苏里州的圣路易斯市，离她的子女近些。在温带气候条件下，她现在被迫穿着包头鞋，这使她无法忍受足趾的畸形。另外患者女儿看到她的足趾畸形后很吃惊，随后寻求医疗帮助。

诊断和术前评估

右足X线片发现患者前足、中足和后足都有严重的畸形。正位平片显示严重的蹈内翻畸形[1]，第一跖趾关节向内侧和跖侧脱位（内收屈曲位），其余的第二至第五趾在各自的跖趾关节处严重内收（半脱位），伴有近侧趾间关节挛缩（图8.1a）。侧位平片显示明显的蹈趾屈曲畸形，距下关节明显半脱位，伴有严重的中足塌陷，而这是由于舟楔关节病变及前足（内翻）旋后引起的（图8.1b）。

治疗

由于患者严重的蹈内翻畸形及与之相关的关节炎，笔者将第一跖趾关节融合以稳定该关节[2]，切除其余趾的跖骨头以矫正畸形。临床查体未见足底有胼胝形成。第二至第五足趾采用闭合手法复位，然后用1.5 mm克氏针固定（图8.2）[3]。由于患者高龄，患者及家属不愿进行后足和距下关节的矫正。她们的目的很简单，只要能穿包头鞋即可。

笔者允许患者在拐杖的帮助下穿着踝关节固定靴负重，足负重的重心主要集中在后足，同时，她也使用助行器辅助训练。术后3周时她可以完全负重，6周时拔除克氏针后可以穿鞋。然后开始物理治疗，进行步态训练。2个月后进行另外一只脚的手术（图8.3）。在前足完全恢复后，患者针对自己的扁平足畸形定制了矫形器佩戴。

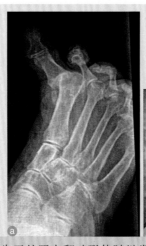
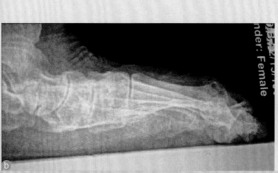

图8.1 a.右足术前先天的蹈内翻畸形伴随继发的第二至第五趾跖趾内收屈曲脱位；b.距下关节半脱位伴随前足（内翻）旋后

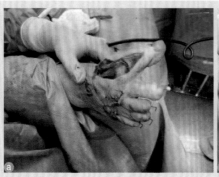
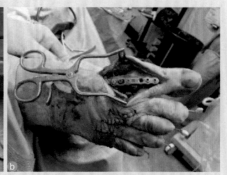

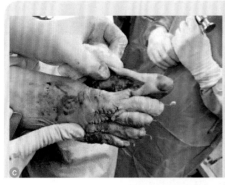
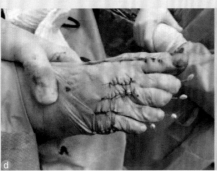

图8.2 a.术中可见踇内翻畸形，足趾关节用1.5 mm克氏针穿在一起；b.右足第一跖趾关节清理和复位；c.用3.0 mm锁定钢板行第一跖趾关节融合术；d.术后外观，第一跖趾关节融合，切除其余跖骨头，用1.5 mm克氏针沿跖骨长轴固定，在第二至第五趾用克氏针固定前复位纠正足趾畸形

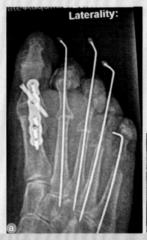
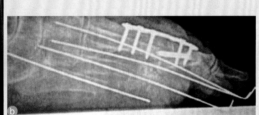

图8.3 a、b.术后复位良好

 结果

患者恢复良好，没有出现伤口问题，且在短时间内就可以穿着传统的包头鞋。由于患者还不能快速走，足部矫形器足以适应她的扁平足畸形，只有在增加活动量时，她才会感到疼痛。

经验和教训

这是一个非常有趣的前足严重畸形的病例。患者多年来忽视该病，无手术史。首次诊疗时临床检查和影像学检查提示可能为类风湿性关节炎。众所周知，系统性红斑狼疮（systemic lupus erythematosus，SLE）因滑膜炎破坏关节周围囊性结构，导致关节严重不稳定[4]，但它不会破坏或侵蚀关节本身。患者的第一跖趾关节畸形与此类似，然而她的血清学结果显示阴性。

如本病例所示，长期先天性踇内翻畸形可以发展为关节完全脱位，一旦籽骨在第一跖骨头内侧脱位，就会造成严重的内在肌失衡，使踇展肌和踇短屈肌内侧头产生强大的致畸力量[5]，而踇收肌无法抵抗这种力量。由于距骨周围半脱位使得趾长屈肌（flexor

digitorun longus，FDL）斜向牵拉，将足趾跖屈以克服中足的降低，保持足趾与地面的接触。

通过用力背伸足趾来复位脱位的趾间关节，可以纠正足趾远端畸形，避免了开放性的趾间关节融合术[6-7]。跖骨头切除术后行趾间关节开放性融合手术会对足趾的血供产生进一步的破坏，但手法复位有可能使近端趾间关节跖侧关节囊破裂，或者可能在骨质疏松患者中导致近端趾骨颈发生骨折，偶尔会由于手法复位趾骨时将其过伸后固定而导致趾间关节跖侧的皮肤撕裂。但这种情况很容易愈合，不需要缝合。

（才礼扬 译 王成勇 校）

参考文献

扫码查看

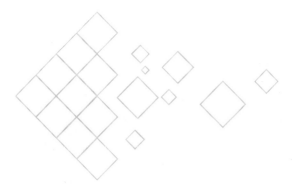

第9章

第一跖趾关节融合、足底 Hoffmann 切口跖趾关节成形和趾间关节闭合复位术治疗类风湿和银屑病性前足畸形

病史

58岁女性患者，8岁时被诊断患有类风湿和银屑病关节炎，目前每天服用依那西普和10 mg泼尼松。由于足底存在痛性胼胝，患者主要用脚后跟行走，并且行走能力非常有限。既往未做过重大的关节手术，但在手上做了多次手术，正在口服维生素D₃。

诊断和术前评估

体格检查显示，肢体远端血管灌注良好，双侧足背动脉（dorsal pedis artery，DPA）和胫后动脉（posterior tibial artery，PTA）可触及。在神经系统方面，未发现任何异常。皮肤学检查，足背（dorsal plantar，DP）和小腿上有广泛的银屑病斑块（图9.1a）；在第二至第五跖骨头处有硬性胼胝，皮下可直接触及跖骨头（图9.1b）；存在严重的僵硬性锤状趾畸形，跖趾关节完全破坏和脱位。在X线片上，右足外侧跖趾关节和足趾有严重

畸形，而第一跖趾关节相对畸形较轻（图9.2）；左足的外侧跖趾关节和足趾畸形与右足相似，但踇趾有严重的外翻畸形，第一跖趾关节完全脱位（图9.3）。

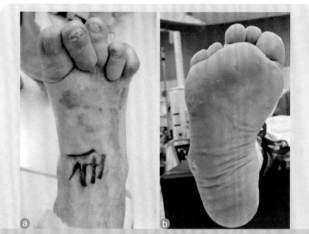

图9.1　皮肤学检查。a.右足背侧有严重的银屑病斑块；b.右足类风湿性关节炎合并银屑病导致跖趾关节脱位，引起严重痛性胼胝

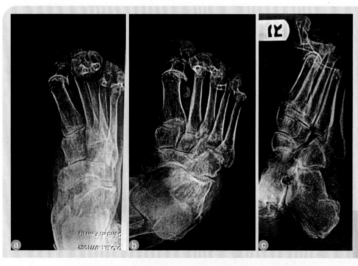

图9.2　a～c.继发性类风湿和银屑病的右足第一跖趾关节和外侧足趾跖趾关节炎

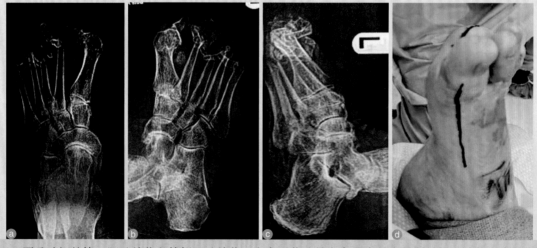

图9.3　a～c.严重破坏的第一跖趾关节和外侧跖趾关节，注意近节趾骨发育不全是由骨骺早闭和幼年炎症性疾病导致；d.第一跖趾关节背侧入路避开银屑病斑块

治疗

第二至第五趾采用的是一种改良的Hoffmann手术，采取跖侧入路切除第二至第五跖骨头（图9.4）[1]。选择这种入路是为了避开累及足背部的银屑病斑块。由于银屑病斑块没有延伸到第一跖趾关节背侧，因此可采取背侧入路进行第一跖趾关节融合术（图9.4d）。首先进行右足手术，第一跖趾关节融合时需要刮除关节面上剩余的软骨下骨，并在其上钻孔，应用背侧锁定钢板和拉力螺钉进行固定（图9.5a）。8周后进行左足手术，采取关节面截骨进行第一跖趾关节融合以纠正严重脱位的第一跖趾关节（图9.5b～图9.5d），并且使用锁定板结合1.5 mm克氏针固定，锤状趾采取闭合复位固定术进行处理（图9.6）。术后被允许穿着前足免负重鞋行走，重心放在足后跟，实际上，患者已经用足后跟行走了大半辈子。3周后拆线，6周后正常穿鞋。由于依那西普和皮质类固醇并未严格按照类风湿病医生的要求停止使用，因此术后必须仔细监测伤口状况和是否有感染迹象[2]。

📋 结果

患者首先进行了右足手术，令人鼓舞的是没有任何伤口问题。然而，第二次手术后左足第一跖趾关节切口远端有伤口裂开的问题，但没有感染的迹象，锁定钢板和螺钉因伤口全层裂开而外露。此时需要取出内固定，这导致了骨不连，但出现了无痛性纤维连接，最终伤口完全愈合。

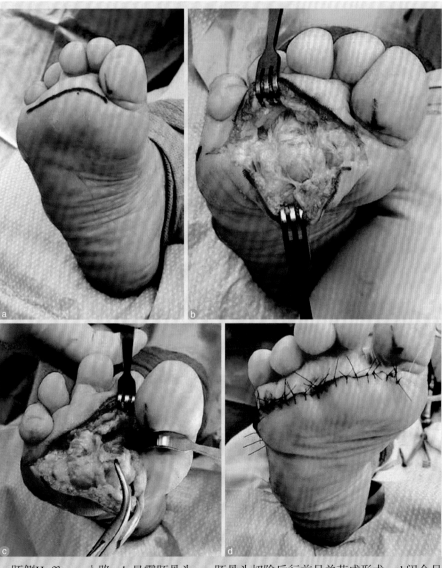

图9.4 a.跖侧Hoffmann入路；b.显露跖骨头；c.跖骨头切除后行前足关节成形术；d.闭合足底切口

第一部分

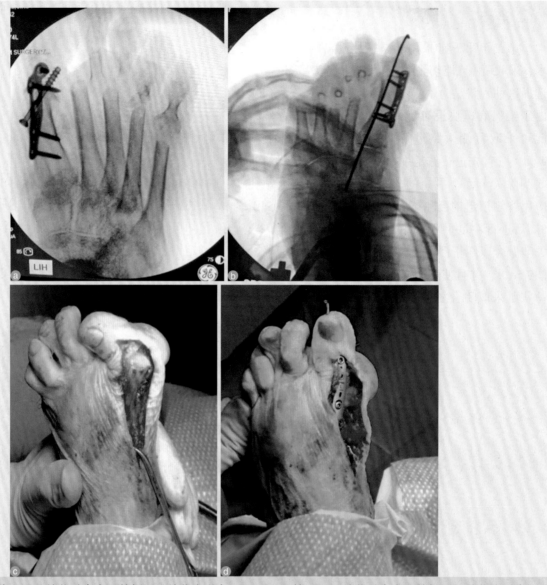

图9.5 a.右足第一跖趾关节融合术，外侧跖趾关节成形术；b~d.左足第一跖趾关节融合术，外侧跖趾关节成形术

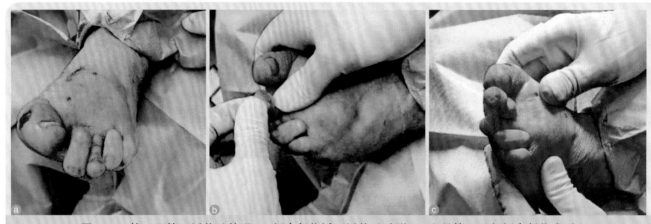

图9.6 a.第二至第五锤状趾外观；b.闭合复位矫正锤状趾畸形；c.左足第二趾行闭合复位术后

经验和教训

通常，类风湿性关节炎因合并银屑病关节炎和皮肤病而变得复杂，这可能会为治疗带来挑战[3]。由于药物研究的进展，如改善病情的抗风湿药物（disease modifying anti-rheumatic drugs，DMARDs）和生物反应调节剂（biologic response modifers，BRM），患者在类风湿性和银屑病性关节炎中很少出现这种程度的畸形。

在这种情况下，采用跖侧（Hoffmann）入路，可以避免因足背银屑病导致的皮肤斑块扩大[4]。由于银屑病斑块携带大量细菌，会大大增加感染的风险，并且还可能产生Koebner现象[5]（注：指外观正常的皮肤在刮伤、抓伤、针刺、注射后，在该部位发生牛皮癣皮损，这种现象称为Koebner现象）。跖侧入路便于显露跖骨头，但这是一种许多外科医生都不喜欢的选择，因为要先进行皮下剥离来显露关节囊。而这个病例中，没有皮下组织，只有真皮层。在筋膜层水平的所有进一步剥离都是纵向的，切除跖骨头前需要仔细触摸以找到正确的跖骨头。随着跖骨倾斜，需要在相当深的软组织中进行操作，有时候可能需要借助于透视[6]。

对左足来说，跗外翻的处理是一个难题。由于其是在青少年时期就已经出现，因此患者有一个非常小

并且萎缩的近节趾骨，这是继发于炎症性疾病造成的生长板过早闭合所致。她的跗趾完全脱位于第一跖骨头的外侧，由于严重的骨质疏松，杯状和锥形铰刀无法使用，笔者选择了一种平行切除包括部分骨头的方法，使跖趾关节复位，从而重新调整跗趾力线。此时，使用髓内克氏针来维持跖趾关节力线是非常有必要的，然后使用锁定板固定。由于骨骼质量原因，拉力螺钉被证明是无效的，必须保留克氏针以辅助锁定板固定，钢板中的锁定槽可以对跖趾关节提供某种形式的加压作用。

对于锤状趾，如果选择关节融合术，软组织剥离对神经血管结构会产生一种破坏。因此，可采取闭合手法复位，通过手法来完成对足趾力线的矫正。

（尚林 译　王成勇 校）

参考文献

扫码查看

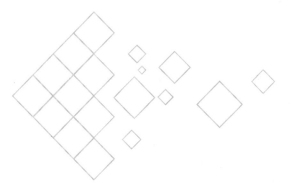

第 10 章

同种异体脱细胞真皮基质移植加厚
第二、第三跖骨头下方的脂肪垫

病史

52岁的白种人女性患者，表现为右足第二、第三跖骨头下方的慢性疼痛。患者除了有注射皮质类固醇治疗足底筋膜炎的病史之外，没有其他严重的病史。

诊断和术前评估

体格检查显示，第二、第三跖骨头足底脂肪垫萎缩，无锤状趾畸形，跖板完好，Lachman试验阴性[1]。放射学显示跖骨外形良好。

治疗

由于没有明显的生物力学异常，因此选择了使用脱细胞真皮基质加厚脂肪垫的治疗方式。在第二、第三跖骨头下方远端做一个横切口行跖骨头跖侧髁切除术，用降落伞技术将脱细胞真皮基质行皮下固定[2]。选择3.3 mm同种异体真皮移植，直接放置在跖骨头关节囊表面，用2.0薇乔可吸收线固定（图10.1）。患者使用膝式助行器保持不负重行走3周。拆线后开始完全负重。

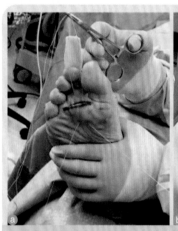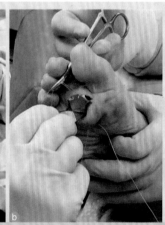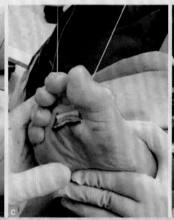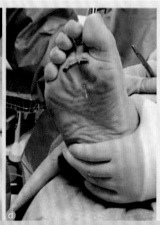

图10.1 a.3.3 mm脱细胞真皮基质用2.0薇乔可吸收线固定，在右足第二、第三跖骨头关节囊上建立皮下腔隙；b.降落伞技术将同种异体移植物拉入皮下腔隙；c.近端用2.0薇乔可吸收线固定脱细胞真皮基质；d.通过跖骨髁部切除和脂肪垫增厚等方式减轻足底疼痛，用降落伞技术进行3.3 mm的脱细胞真皮基质的异体移植

结果

患者术后恢复良好。在前3个月患者抱怨有一些僵硬和压痛，随后消失。在4个月时患者功能完全恢复，而且恢复到了受伤前的水平。

经验和教训

伴有脂肪垫萎缩的慢性跖骨痛是一种复杂的临床表现[3-4]。仅在没有明显的生物力学异常的情况下，才使用脱细胞真皮基质增厚脂肪垫[2]。然而，有畸形时在纠正畸形后也可以考虑使用[5]。

通过跖侧髁切除术可使突起的跖骨头下方有一个平坦的表面，但应小心切开跖板，随后用微型缝线将其重新缝合。然而，由于关节囊内容物的减少，存在漂浮趾的风险。因此，只有在临床上认为有必要时才这样做，且只切除髁部突出部分。

在关节囊水平人为分离出一个皮下腔隙，并将移植物拉入腔隙。异体基质的4个角都用2.0薇乔可吸收线进行标记，然后利用两条近端缝合线将近端部分像降落伞一样拉出，将远端缝合线在跖骨头上方拉紧，然后将其固定在切口远端。这样可以提供适当的张力，并填充人为游离的皮下腔隙。因此，通过保护跖骨头的承重表面来恢复对跖骨头的保护。

（尚林 译 王成勇 校）

参考文献

扫码查看

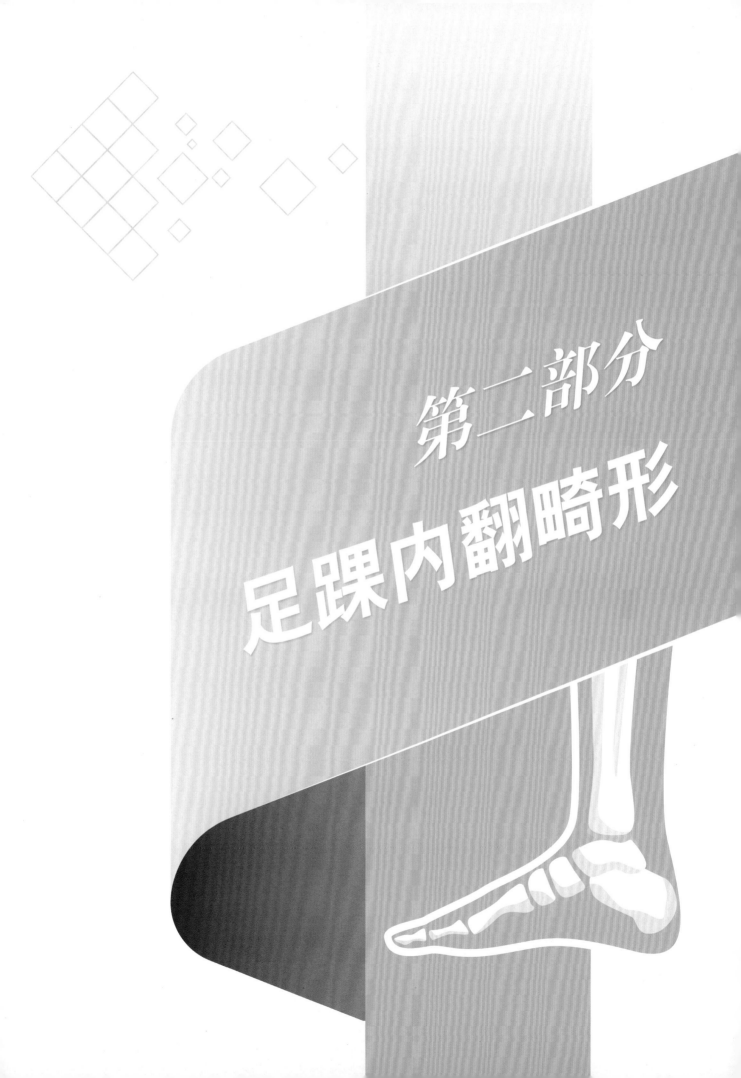

第二部分
足踝内翻畸形

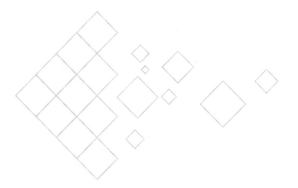

第 11 章

采用半腓骨移植和腓骨短肌腱止点
重建治疗枪击伤所致跟骨前部和
骰骨丢失的内翻足畸形

病史

35岁白种人男性患者，左足进行性内收内翻畸形（图11.1）。患者自述左足曾被猎枪射伤，跟骨前部和骰骨损毁，行伤口清创和弹片取出治疗，但没有尝试恢复足外侧柱或处理腓骨短肌腱。患者一年多的时间发展为严重足内收内翻畸形，步态明显不稳。

诊断和术前评估

最初的X线片显示，由于猎枪散弹爆炸而导致的跟骨前部和骰骨丢失（图11.1和图11.2）。腓骨短肌也从其位于第五跖骨基底的止点处完全脱离，腓骨长肌在骰骨水平受损。足外侧柱和腓骨长短肌功能的丧失导致不稳定的足内收内翻畸形，胫骨后肌失去拮抗后加速并加重了这种畸形。

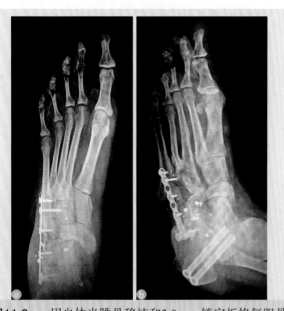

图11.1 猎枪射伤引起的左足进行性内收内翻畸形

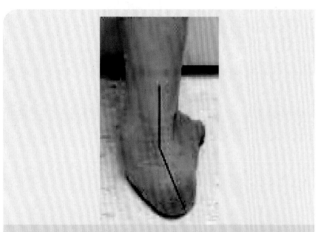

图11.2 a.用自体半腓骨移植和3.0 mm锁定板修复跟骨前部和骰骨，重建足外侧柱；b.注意残留的弹片

治疗

第一步包括重建足外侧柱。用自体半腓骨移植重建足外侧柱长度和纠正前足内收[1]，然后使用翻瓣技术将腓骨短肌止点重新固定到第五跖骨基底部，再将腓骨长肌插入腓骨短肌腱编织缝合[2]。通过距下关节融合术治疗距下关节内翻，并保持3°的跟骨外翻[3]。在肌腱止点处对胫骨后肌腱进行适当延长以减弱其强度，并重新恢复中足的平衡（图11.3）[4]。

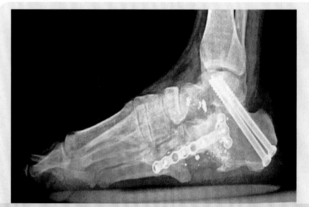

图11.3 用距下关节融合术重建中足和后足，这有助于将后足稳定在重建的外侧柱上

结果

患者总体恢复良好。尽管进行了距下关节融合术，但患者仍存在一定的跟骨内翻，跟距角仍偏小，在完全负重时，跟骨内翻还略有加剧。虽然患者此时能够耐受，但将来可能还需要进行跟骨截骨术来改善跟骨内翻。

经验和教训

中跗关节斜轴和腓骨长/短肌腱功能的丧失可导致明显的距下内翻不稳定。此外，中跗关节纵轴可以在距舟关节水平的位置发生内收和内翻畸形。在这个病例中，目前的问题是中足和距下关节快速发展为固定性内翻畸形，为了解决这个问题，需要一个自体移植物来修复缺损和恢复足外侧柱长度，从而使前足内收和内翻得以纠正。术中使用了腓骨前部，因此剩余的腓骨和腓骨肌滑车保持完整。在残余的跟骨和第五跖骨基底部创建卡槽，并将自体腓骨移植用作支撑[5]。重建肌力平衡至关重要，这是通过重新固定腓骨长/短肌腱和延长胫骨后肌腱以削弱其拮抗作用来实现的。肌腱切断术或肌腱切除术也是一个考虑因素。在本病例中，腓骨短肌回缩至腓骨尖水平，应用翻瓣技术，将肌腱劈成前后两部分，劈开的止点位于缩回肌腱末端附近2 cm处，然后将前半部分向下翻转至第五跖骨基底部，这种技术"延长"了肌腱的长度。"翻转点"用缝合线加固并逐渐收窄。距下关节僵硬不可复位，为了提供更好的稳定性，笔者选择了关节融合术而不是跟骨截骨术。

（尚林 译 王成勇 校）

参考文献

扫码查看

第二部分

49

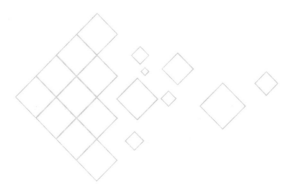

第 12 章

跖骨基底部骨折手术失败致腓骨短肌止点缺失引起的足内收内翻畸形

病史

30岁白种人女性患者，左足第五跖骨基底部骨折。她曾三次尝试切开复位内固定（open reduction，internal fixation，ORIF），最终导致基底部广泛粉碎且骨不连。临床表现为足极度内收内翻畸形，畸形柔软且可复。斜位和侧位的X线片显示第五跖骨基底部骨质广泛粉碎（图12.1）。在踝关节的前后位X线上，距下关节极度内翻及中跗关节极度内收。胫距关节的匹配证实踝关节解剖结构是稳定的，相对于胫骨中线，足部极度向内侧移位。

诊断和术前评估

该病例有两个主要问题：第一个是既往三次手术导致第五跖骨基底部骨质的广泛粉碎，需要考虑可能会有骨髓炎或缺血性坏死；根据患者的既往病史，伤口愈合没有问题。第二个是继发于止点分离的腓骨短肌功能丧失，从而造成重度但柔韧可复的内收内翻畸形。

治疗

第一步是切除基底部的粉碎骨块，并将骨块进行快速冰冻切片（图12.2）[1]。结果没有显示骨髓炎，用两枚2.5 mm无头螺钉将第五跖骨残留的骨干近端与第四跖骨基底进行融合固定（图12.3）。第二步是用界面螺钉将腓骨长肌转移到骰骨，将足维持在完全跖屈和外展位（图12.4）[2]。第三步是将腓骨短肌转移到腓骨长肌，正好位于腓骨后沟的远端（图12.5）。胫骨后肌腱在其肌腱止点处做切断[3]。距下关节进行了关节融合，后足被置于3°外翻位（图12.6）。

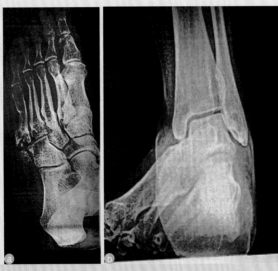
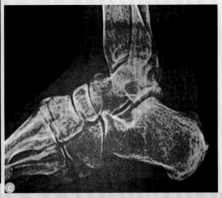

图12.1　a.左足既往切开复位内固定导致干骺端缺血性坏死；b.左足负重时柔韧性内收内翻畸形加重；c.腓骨短肌功能丧失导致前足柔韧性高弓畸形

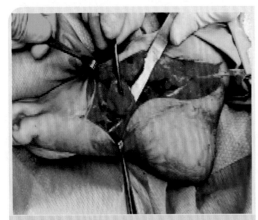

图12.2　左足第五跖骨基底坏死骨切除术

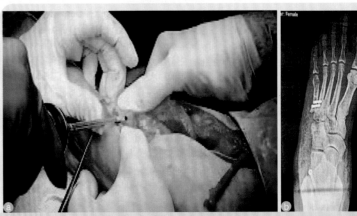

图12.3　a.残留的第五跖骨骨干近端与对应的第四跖骨之间进行融合处理；b.用2.5 mm无头螺钉进行融合固定

52

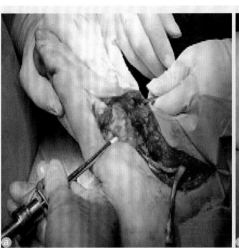
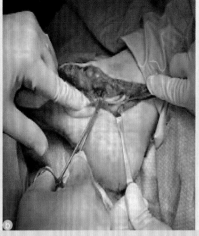

图12.4 a.分离腓骨长肌和腓骨短肌腱；b.用界面螺钉将腓骨长肌转移至骰骨

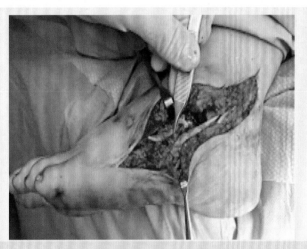

图12.5 腓骨短肌转位至腓骨长肌

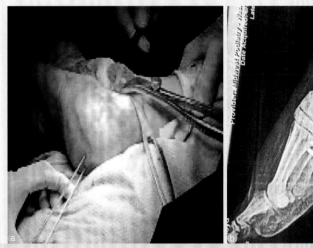
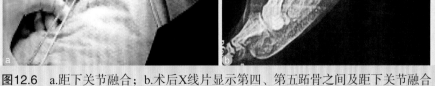

图12.6 a.距下关节融合；b.术后X线片显示第四、第五跖骨之间及距下关节融合

结果

　　患者恢复良好。她恢复了跖行足，虽然仍有轻微的内收畸形残留，但后足恢复至外翻位。虽然距骨干骺端之间并未完全融合，但该部位始终保持稳定状态，并未引发疼痛。

经验和教训

　　腓骨短肌止点功能的丧失可导致足内翻畸形，

其明显程度与距下关节和中跗关节（midtarsal joint, MTJ）的整体柔韧性有关。在这个病例中，患者的足非常灵活（先天性多发性关节松弛）[4]，动态负重时畸形（内收内翻）程度非常严重。

将腓骨长肌转位至骰骨，并将腓骨短肌转位至腓骨长肌，试图重建中足和后足的稳定性[2]。然而，这种新的"杠杆臂"无法完全模仿出腓骨短肌固定于第五跖骨基底部的过程，因此，削弱其拮抗肌——胫骨后肌至关重要。距下关节通过关节融合术得到稳定[5]，这种"再平衡"被认为不足以抵消内翻的力量。有研究显示，包括距下关节在内的双关节融合术可能会带来更好的整体结果，患者可能会因此更满意。

关于切除基底部或用新鲜冷冻异体骨重新移植一个"复制品"，笔者认为这样大小的同种异体骨实际上不会愈合。在大多数情况下，它们都会降解[6]。

（尚林 译 王成勇 校）

参考文献

扫码查看

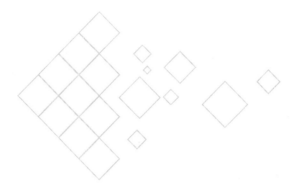

第 13 章

利用 Hunter 棒和同种异体肌腱移植分期治疗因腓骨肌腱功能丧失导致的内收内翻足畸形

病史

43岁白种人男性患者，既往有因腓骨肌腱撕裂的手术史，累及左足和踝部的腓骨长、短肌腱。患者被转诊寻求不同的治疗意见，被告知需要进行单独的Dwyer跟骨截骨术。体格检查显示，在站立时跟骨有内收内翻畸形（图13.1a）。从正面观察时，"peak-a-boo征"阳性（图13.1b）。患者诉在行走时有明显疼痛，并且感觉非常不稳定，经常感觉到自己的脚踝会歪斜。另外，体检发现腓骨肌肌力为0级，距下关节最大外翻时后足仍有5°内翻，前足在中跗关节处呈

内收畸形（图13.1）。

诊断和术前评估

X线片显示有轻微的高弓内翻畸形（图13.2）。患者曾接受过第五跖骨Jones型应力性骨折的手术（图13.2）。MRI显示腓骨长、短肌都有广泛的肌腱炎，但它们仍然保持完整，没有发现脂肪浸润累及肌腹组织，与对侧小腿腓骨肌组织对称性相似（图13.1b）。因此，该患者被诊断为继发于腓骨肌功能障碍的足内收内翻畸形（图13.1a）。

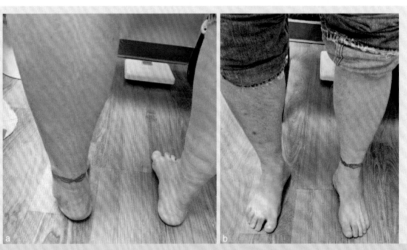

图13.1 a.继发于腓骨肌腱功能障碍的轻度高弓内翻足畸形；b.左足"peak-a-boo征"阳性

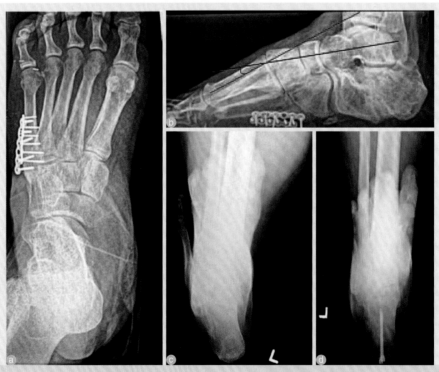

图13.2 a.足正位X线：距跟角和距骨覆盖角减少；b.侧位X线：Meary角相交于第一跖楔关节处，提示第一跖骨跖屈；c.跟骨长轴位X线：距下关节和跟骨内翻；d.术后内翻畸形矫正

治疗

该病例需要分两次手术进行治疗。第一阶段处理腓骨肌腱的狭窄和肌腱炎，这是腓骨肌腱功能障碍的病因。两条肌腱在术前均显示出继发性肌腱炎（图13.3a）。这导致了肌腱慢性纤维化、肌腱炎、腓骨腱鞘和腓骨肌腱沟狭窄（图13.3b）。

术中，腓骨肌组织对刺激有反应，当用Alice钳拉动腓骨肌时，它会收缩。腓骨肌腱本身被切除，但部分近端残端仍保持完整（图13.3c）。一根6 mm硅胶Hunter棒放置在腓骨腱鞘内（图13.4a、图13.4b）[1-2]。Hunter棒近端与腓骨长、短肌腱的近端残端进行吻合（图13.4c）。Hunter棒的远端用缝合锚固定在第五跖骨基底部（图13.4d）。同时进行了跟骨Dwyer截骨术，以纠正跟骨内翻（图13.5）[3]。在肌腱止点处延长胫骨后肌腱[4-5]。患者保持不负重6周，6周后进行第二阶段手术，包括取出Hunter棒并植入同种异体肌腱[2]。将移植的异体肌腱一端与Hunter棒近端固定，并将Hunter棒从远端抽出[6]，通过"重建"的腓骨隧道将异体肌腱牵引进隧道内，剪掉连接的Hunter棒后将异体肌腱在第五跖骨基底处用缝合锚钉固定（图13.6）。然后保持足最大的跖屈和外翻位，将同种异体肌腱近端固定在腓骨肌腱残端，采取Pulvertaft缝合法编织缝合（图13.7）[7]。再让患者保持4周不负重状态，之后佩戴踝关节固定靴全负重4周。

 结果

虽然仍存在轻度内收内翻，但患者对治疗结果表示接受。患者腓骨肌肌力最终为3级，后足有约3°的残余内翻畸形。患者穿戴Arizona（亚利桑那）支具后表现良好，尽管仍残存畸形，但疼痛已得到完全缓解，于是没有再做进一步的手术。

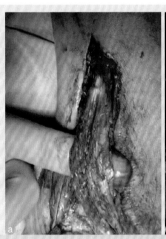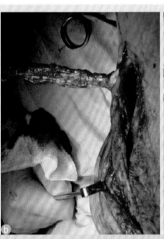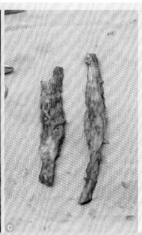

图13.3　a.腓骨长、短肌腱炎晚期变粗；b.腓骨肌腱沟狭窄；c.切除退变并变粗的腓骨长、短肌腱

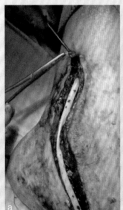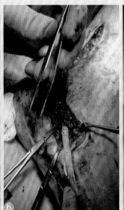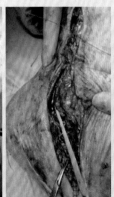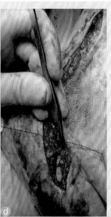

图13.4　a.第一阶段：置入6 mm硅胶Hunter棒重建腓骨沟；b.放入腓骨腱鞘中的6 mm Hunter棒；c.Hunter棒近端与腓骨长、短肌腱吻合；d.Hunter棒远端固定至第五跖骨

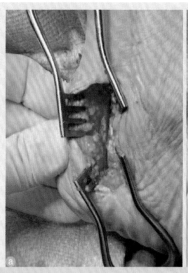
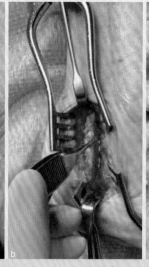
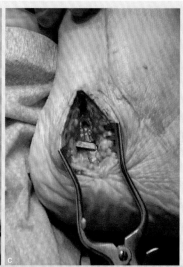

图13.5　Dwyer跟骨截骨术

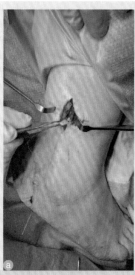
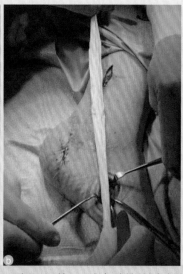
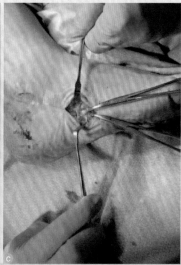

图13.6　a.第二阶段：在近端吻合处显露Hunter棒；b.准备移植的同种异体肌腱；c.在第五跖骨基底显露Hunter棒远端

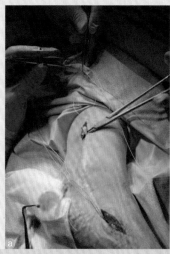
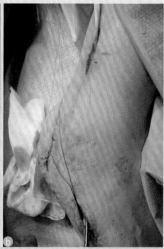
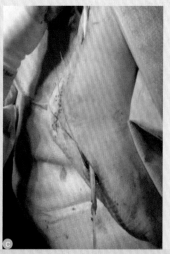

图13.7　a.将修整好的同种异体肌腱与硅胶棒近端连接；b.远端拉动硅胶棒，通过新创建的腓骨隧道将异体肌腱牵引进入隧道内；c.肌腱远端固定在第五跖骨基底。保持踝关节最大的跖屈和外翻位，用Pulvertaft缝合法将同种异体肌腱保持张力后与腓骨长、短肌腱近端缝合

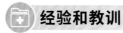 **经验和教训**

　　继发于纤维化、肌腱炎和卡压的腓骨肌功能障碍对功能性行走造成了严重影响[8-9]。尽管肌腱"完整"，但与本病例一样，它们是"水泥中的电缆"——没有功能。因此，恢复残余的腓骨肌功能至关重要。肌肉功能的评判有两个方法：一种方法是术中刺激肌肉反应和MRI表现，MRI上的纤维化和脂肪浸润是一个有用的提示；另一种方法是通过比较两条小腿的对称性来进行肌肉体积的对比。这种使用硅胶棒的两阶段手术是一种少见但很有效的方法[1-2、10]。它可以创建一个隧道，使替代的同种异体肌腱具有滑动功能[10]，矫正结构性内翻畸形（足跟内翻）并削弱其拮抗肌（胫骨后肌）也是必不可少的一步。笔者近期更倾向于肌腱切除，而不是肌腱延长[5]。距下关节的进

一步稳定可能需要包括关节融合术在内的方法解决。最后还要考虑的问题是肌肉的力量，这包括腓骨肌肉组织的整体剩余功能、肌腱长度和适当张力。术后的支具保护也是手术成功的关键因素。

（尚林 译　王成勇 校）

参考文献

扫码查看

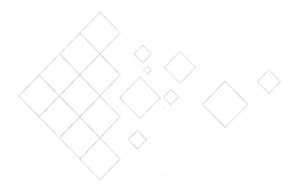

第 14 章

一期同种异体肌腱移植治疗腓骨长、短肌腱断裂及伴发的内收内翻足畸形

病史

57岁白种人男性患者，没有明显的就诊史。7个月前，患者的左脚踝出现"崴脚"损伤[1-2]。患者是一名交际舞教练，在跳舞时弄伤了脚，自诉受伤时听到"砰"的一声响声，然后立刻出现了踝关节瘀斑、水肿和疼痛。在较短的时间内（4周）疼痛缓解，但是水肿持续存在。伤后6个月时，患者开始注意到脚的形状发生了"变化"（图14.1）。脚似是向内弯曲，走路时，身体会偏向于脚的外侧。

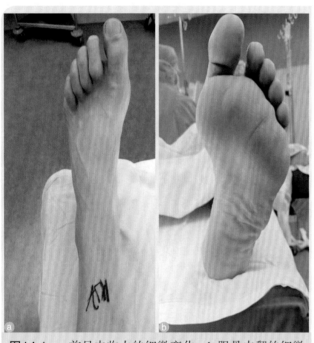

图14.1　a.前足内收力的细微变化；b.跟骨内翻的细微变化

诊断和术前评估

MRI检查显示腓骨长、短肌腱断裂，腓骨短肌断裂位置在腓骨肌腱沟，腓骨长肌断裂位置在骰骨切迹处。足部主要表现为轻度跟骨内翻，X线片上仅显示中足轻度内收（图14.2）。另外位于距舟关节（中跗关节长轴）和第一跖列上方的胫骨前肌旋后力明显减弱。因此，笔者设计的手术方案是切除断裂的腓骨肌腱，并一期用同种异体肌腱（腓骨短肌）代替[3-4]。

治疗

先行Dwyer跟骨截骨术，包括切除1个1 cm的楔形骨块，并向外平移约6 mm（图14.3）[5]。探查腓骨

肌腱并找到其断裂部位（图14.4a），术中可见广泛的肌腱病变，断裂的位置和MRI显示的一致。切除病变的腓骨长、短肌腱，用同种异体肌腱移植代替腓骨肌腱（图14.4b、图14.4c）。基于肌肉的反应性再决定是否使用同种异体肌腱[3、6-7]。Alice钳夹住远端并牵引，显示腓骨肌肉主动收缩。同种异体肌腱远端用缝合锚固定在第五跖骨基底部。保持踝关节最大跖屈和外翻位，异体肌腱近端与腓骨长、短肌腱剩余的残端采用Pulvertaft缝合法进行编织缝合（图14.4d）[8]。胫骨后肌在踝后沟上方2 cm处进行肌腱切断术[9]。患者保持非负重6周，然后穿负重的踝关节固定靴4周。术后8周开始锻炼以增加踝关节活动范围和腓骨肌强度。

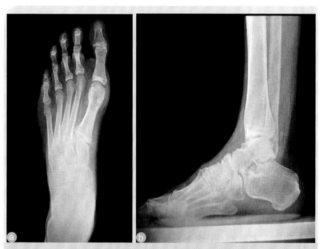

图14.2　a.距骨覆盖情况，在距舟关节处可见中足内收；b.侧位片可见前足高弓

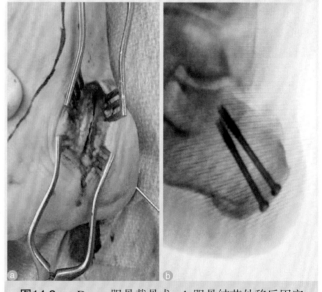

图14.3　a.Dwyer跟骨截骨术；b.跟骨结节外移后固定

62

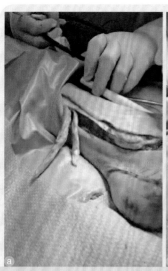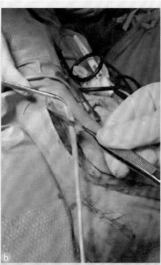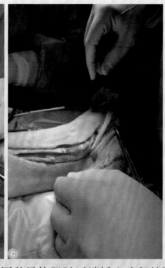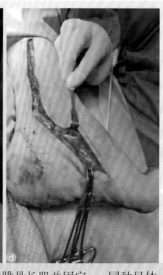

图14.4　a.腓骨长、短肌腱晚期肌腱变性和断裂；b.一期将同种异体肌腱近端插入残留的腓骨长肌并固定；c.同种异体肌腱在腓骨肌腱沟的走行；d.用缝合锚钉将异体肌腱远端固定到第五跖骨基底部代替腓骨短肌。保持踝关节最大跖屈和外翻位，采用Pulvertaft缝合法将同种异体肌腱近端与腓骨长、短肌腱残端近端加强缝合

结果

患者恢复良好，在3.5个月后重返舞蹈行业，并担任了教练一职，在6个月后，完全恢复到受伤前的运动水平。足的稳定性良好，后足外翻2°。在最后的体格检查中，腓骨肌力量为4级。

经验和教训

在该病例中，两个肌腱同时断裂是非常少见的损伤[3、5]。一般是由肌腱的反复磨损导致最终的断裂。在临床上，患者最初会感到疼痛，但随后疼痛迅速消失，疼痛的消除会给人一种虚假的感觉，肌腱断裂后回缩没有了牵拉力就会没有疼痛感觉，这反而会让患者误认为扭伤已经痊愈。

由于既往并未在腓骨肌腱部位做过手术，一期的同种异体移植是一个很好的选择[3-4]。因腱鞘和滑

动功能的保留，一期的临床表现仅取决于腓骨肌力量[3、7、10]，这最好在术前和术中确定[3]。当然，任何导致严重水肿和瘀斑的外伤，医生都应怀疑有更严重的损伤发生。

（尚林 译　王成勇 校）

参考文献

扫码查看

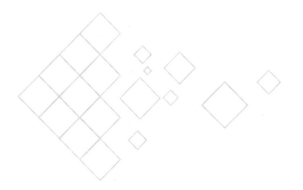

第 15 章

趾长屈肌转位至第五跖骨治疗腓骨长、短肌功能丧失导致的足内收内翻畸形

病史

60岁女性患者，既往无外伤史。患者自述出生时就有高弓足，她担心左足足弓会进一步增高且自觉非常不稳定，同时随着患者体重的增加，病情明显恶化，增加任何形式的活动都使其感到明显的疼痛和不适。她寻求医学治疗，但没有得到明确诊断。由于症状恶化，在她初次就诊9个月后进行了MRI检查[1]。

诊断和术前评估

MRI显示，在跟骨腓骨肌腱滑车位置腓骨短肌破裂[2]，在骰骨下方腓骨长肌存在晚期肌腱病和严重撕裂，同时腓骨肌组织存在小面积纤维化和脂肪浸润[1]。

在跟骨的休息位，左足显示严重的内收内翻畸形（图15.1），这是继发于胫骨后肌对抗性牵拉所致。足正位X线片显示距骨覆盖增加，前足内收（图15.2a）。畸形顶点（center of rotational axis，CORA，成角旋转中心）位于距舟关节。足侧位X线片显示由距骨极度内收和跟骨内翻［闭链运动（closed kinetic chain，CKC）旋后位］导致的"弹孔征"（图15.2b）[3]。踝关节正位X线片显示，足部位于踝关节轴线的内侧，但是没有发现距骨内翻（图15.2c）。患者足部的柔韧可复，该病例的问题是腓侧功能障碍和与之相关的内收内翻足畸形，伴有足和踝关节前外侧的不稳定。

治疗

沿着腓骨肌腱的方向做第一个切口。术中可见腓骨短肌的肌腱病变非常严重，并且在跟骨滑车处断裂（图15.3a、图15.3b）。腓骨长肌在同一位置附近也有严重的退变和撕裂（图15.3c）。由于肌腱变性非常严重，笔者团队决定对病变部分进行切除（图15.3d）。

当用Alice钳牵拉腓骨短肌和腓骨长肌近端肌腱时，没有肌肉收缩反应。由于有超过50%的可用肌腱，故保留腓骨短肌远端4 cm用于肌腱转位（图15.4）。

在舟骨结节处做了第二个切口，然后在Henry结节附近找出趾长屈肌腱并切断（图15.4a）。在舟骨结节近端1 cm处切断胫骨后肌腱（图15.4b）。

在踝关节上方9 cm处胫骨内侧做第三个切口（图15.5a）。首先识别出趾长屈肌腱（图15.5b）；然后通过近端切口抽出趾长屈肌腱（图15.5c）；再将趾长屈肌腱转移到踝关节后方[4]（图15.6a ~ 图15.6c）；最后通过Pulvertaft缝合法将趾长屈肌腱与第五跖骨基底部残留的4 cm腓骨短肌腱进行缝合（图15.7a、图15.7b）[5]。保持踝关节外翻和足外翻，使肌腱处于最大的张力固定（图15.7c、图15.7d）。

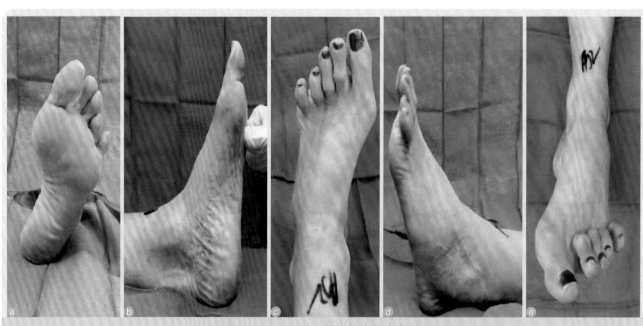

图15.1 a ~ e.严重柔韧性内收内翻足

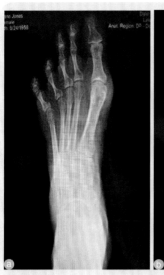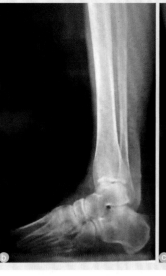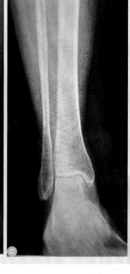

图15.2　a.距骨内翻和中足内收；b.跗骨窦"弹孔征"表示距下关节旋后；c.持续性的足部内收导致在踝关节负重正位片上足位于踝关节中线内侧

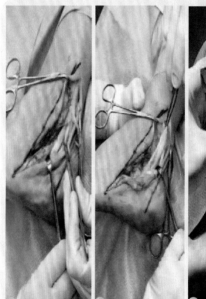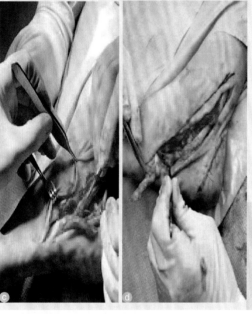

图15.3　a.在跟骨滑车处可见腓骨短肌腱变性并断裂；b.腓骨长肌腱病变严重，伴有撕裂；c.腓骨长肌在同一邻近区域严重退变；d.切除腓骨长、短肌腱，保留腓骨短肌远端残端

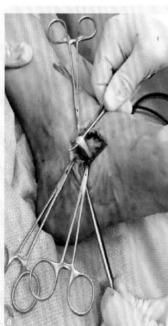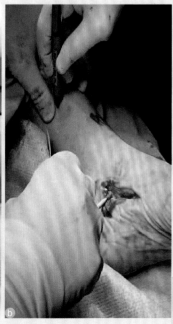

图15.4　a.在舟骨结节下方寻找趾长屈肌腱；b.切断胫骨后肌腱

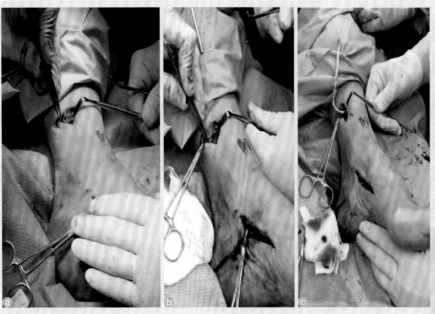

图15.5　a.在内踝上方9 cm处做切口，并找到趾长屈肌腱；b.在趾长屈肌腱远端切断；c.通过近端切口抽出趾长屈肌腱

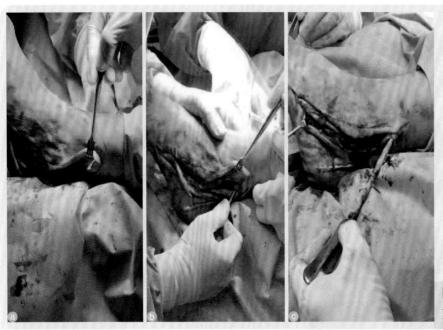

图15.6　a、b.将趾长屈肌从踝关节后方转位；c.趾长屈肌被引入腓骨隧道

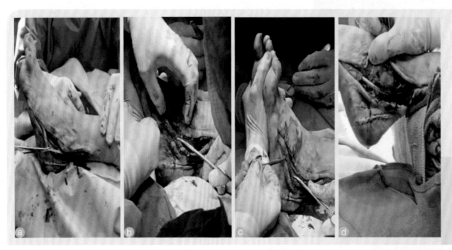

图15.7　a、b.腓骨短肌残端与趾长屈肌腱吻合；c、d.通过Pulvertaft缝合法在足外翻位将趾长屈肌与腓骨短肌缝合

第四个切口在跟骨的腓骨肌腱后侧。采用Dwyer截骨术，截取底边长1 cm的楔形骨块，并进行外侧平移固定（图15.8）[6]。第五个切口位于足底行足底筋膜松解（图15.9）。

结果

术后免负重4周，之后开始穿踝关节固定靴负重；3周时拆线，活动和功能锻炼从第4周开始。患者总体结果良好，但残留跟骨内翻，6个月后进行了第二次跟骨外侧楔形截骨平移手术。虽然建议患者行距下关节融合术，但患者拒绝。患者第二次手术后表现良好，对结果非常满意，虽然徒步旅行时需要穿高筒靴子，但平时不需要特殊辅助。

经验和教训

这是一例腓骨肌腱功能完全丧失的病例。正如我们看到的，可能会出现各种方法和临床假设。在这个病例中，腓骨肌功能完全丧失，因此，必须提供一个有功能的肌腱。在本病例中，因为患者足部非常柔韧，所以会发生渐进性内收内翻畸形[4、7]，畸形的程度与足部的整体柔韧性有关。在多数情况下当距下关节僵硬时，畸形的程度较小。在高弓足中，因为跟骨倾斜增加，此时腓骨绕着胫骨向后旋转，当距下关节处于最大旋后位时可以在跗骨窦看到"弹孔征"[3]，而距骨没有太多旋转，跟骨仍有内翻，因此距跟之间会显示出一个宽大的跗骨窦，一个圆形标志[3]，此时腓骨不会绕胫骨向后旋转太多。

在这种情况下，选择转位一个功能正常的肌腱，包括踇长屈肌腱或趾长屈肌腱[4]。在本病例中，笔者选择了趾长屈肌腱，肌腱在转位后会失去1级肌肉力量[8]。现在，趾长屈肌腱力量比腓骨肌弱，它的作用转变为足部跖屈外翻力而非内翻力，旨在替代腓骨肌重新建立平衡[4、9]。趾长屈肌腱的拮抗肌是胫骨后肌，在其止点切断，从而消除了胫骨后肌的牵拉。此外，通过跟骨外移截骨术，还可以进一步减轻转位后的趾长屈肌腱压力。

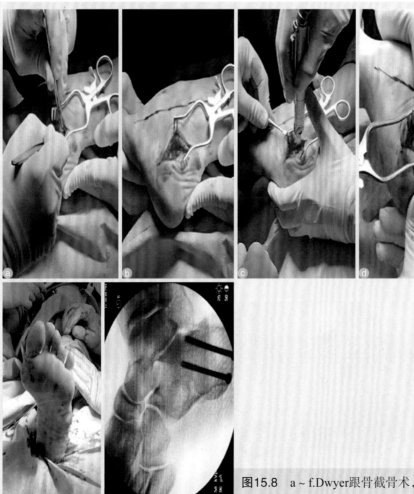

图15.8　a ~ f.Dwyer跟骨截骨术，外侧平移并用2枚螺钉固定

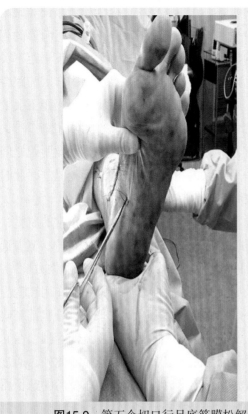

图15.9 第五个切口行足底筋膜松解

 附加病例：胫骨前肌腱转位治疗三关节融合术后前足残余内翻合并腓骨肌腱功能丧失

 病史

56岁白种人女性患者，既往有三关节融合手术史。由于患者前足残留内翻而不能整个足底触地，1年后进行了第二次手术，其中包括距舟关节畸形愈合的旋转截骨，6个月后，患者前足内翻再次复发（图15.10）。

 诊断和术前评估

经过体格检查和了解病史，患者因为有腓骨长肌和腓骨短肌断裂病史，右足出现继发性内翻畸形，因畸形僵硬，医生只选择了三关节融合术，并未尝试评估或治疗腓骨肌断裂。

在体格检查中，发现问题不是在距舟关节，而是在舟楔关节（第一序列）。由于舟楔关节是活动可复的，于是决定将胫骨前肌腱转移至骰骨。

 治疗

在第一跖骨基底部止点处切断胫骨前肌腱，第二个切口是在踝关节上方6 cm的胫骨外侧[10-11]，用界面螺钉将胫骨前肌腱固定在骰骨（图15.11）。患者保持不负重4周，然后穿控制踝关节运动的踝关节固定靴负重4周。

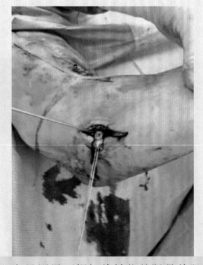

图15.11 右足用界面螺钉将转位的胫骨前肌腱固定在骰骨。注：在胫骨前肌腱上方的前踝切口，位于踝关节上方6 cm的胫骨外侧

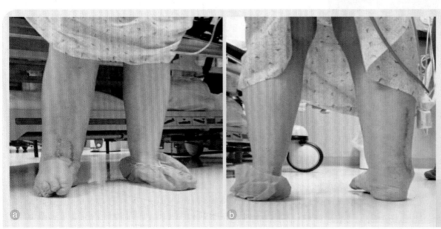

图15.10 a、b.右足三关节融合术后前足残余内翻，距舟关节畸形愈合

结果

患者的前足内翻畸形得到了完全的矫正。3年后来复查，因为足部恢复跖行走路，患者感到非常满意（图15.12）。

经验和教训

这个病例显示了神经肌肉平衡的重要性。三关节融合术确实可以解决胫骨后肌腱对腓骨肌腱功能丧失的影响，但在这种情况下，由于胫骨前肌腱止点位于内侧楔骨和第一跖骨基底部而使前足发生内翻和内收。

通常，腓骨长肌功能的丧失会使胫骨前肌优势更加明显[10、12]。在没有拮抗肌的情况下，胫骨前肌将在第一序列止点牵拉前足发生内翻（距舟楔关节）。距舟关节经融合后保持稳定，舟楔关节处的不平衡和由此产生的畸形通过肌腱转位可以得到调整和纠正。

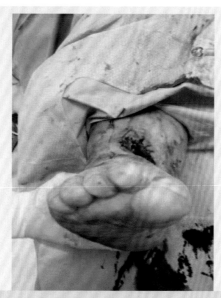

图15.12 右足以第一跖列（距舟楔关节畸形位置）为中心的前足内翻得到纠正

（尚林 译 才礼扬 校）

参考文献

扫码查看

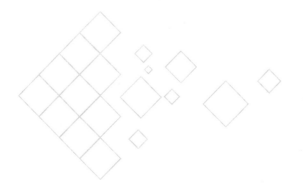

第 16 章

踝上截骨术治疗胫距跟融合术后踝内翻畸形

病史

42岁白种人女性患者，有踝关节内翻畸形愈合病史3年，累及右足和踝关节。患者从7年前开始，共进行了三次胫距跟（tibio-talo-calcaneal，TTC）关节融合术，其中前两次手术失败，关节未融合。5年前进行的第三次TTC融合术，获得了稳定融合，但不幸的是，踝关节融合在一个内翻位置。此后，患者始终在拐杖的辅助下佩戴Arizona支具行走。患者体型偏胖，除此以外，她的整体健康状况良好。

诊断和术前评估

临床查体显示，患者的足背动脉搏动可触及，无法触及胫后动脉搏动，这可能是既往手术瘢痕引起的硬化所致。动脉多普勒超声研究显示足背动脉、胫后动脉和腓动脉均为三相血流频谱。神经检查方面，患者感觉良好，能够在足底的所有位置和踝关节上方感知到Semmes-Weinstein单丝触觉测量。

患者的足踝部位可见前足内收合并马蹄内翻畸形（图16.1）。CORA在踝关节位置。患者行走时主要是足外侧负重，并在跟骰关节处出现疼痛（图16.2a）。患者第五跖骨基底部有胼胝，行走时前足不能触地，因此存在非跖行足的情况。

侧位X线片显示患者的足踝部有10°的马蹄畸形，膝关节出现反张（图16.2b）。踝关节与距下关节完全融合（图16.2）。踝关节正位X线片显示胫骨距骨的内翻角度明显增加，胫骨轴线垂直于第五跖骨。在踝关节前方有加压U形钉，距下关节有7.0 mm空心加压螺钉通过（图16.2a）。

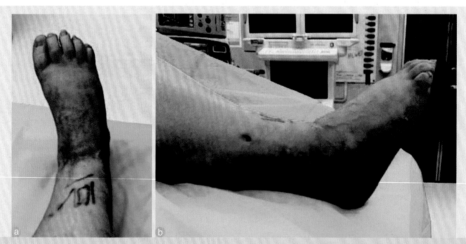

图16.1 a.右侧踝关节畸形融合后导致的前足内翻、内收；b.右侧踝关节畸形融合后残留的马蹄足

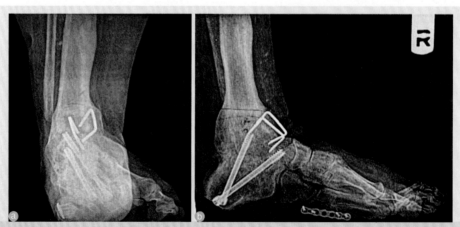

图16.2 a.前足内翻旋转，畸形顶点位于踝关节外侧，与第五跖骨在一条线上；b.患者踝关节和距下关节跖屈位融合后出现了继发性的膝反张

治疗

在踝关节融合位置进行踝上截骨术以恢复跖行足（图16.3）。行外侧切口，在畸形融合部位进行前、外、后侧骨膜下软组织剥离（图16.4）[1]。在踝关节融合位置透视下置入导针进行踝上截骨术（图16.5）。截取顶点在内侧、基底为4 mm在外侧的楔形骨块[1]。使用骨刀小心截断，保留内侧皮质为铰链（图16.6a、图16.6b）。在截骨完成后闭合截骨端，内翻畸形在冠状面得到完全矫正[2]，前足内收和内翻同时被矫正（图16.6c）。残留的马蹄畸形通过前方再切取皮质骨截骨进行矫正（图16.6d），直到踝关节达到90°时获得跖行足为止（图16.6e）。截骨完成后使用U形钉进行加压固定（图16.7）。术后正位X线片上显示畸形得到矫正（图16.8a），马蹄足已纠正，恢复了跖行足（图16.8b）。

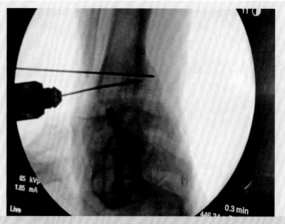

图16.5 右足在截骨前置入导针定位

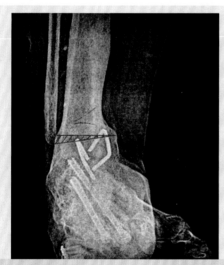

图16.3 计划在畸形愈合位置截骨

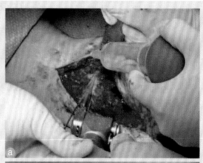

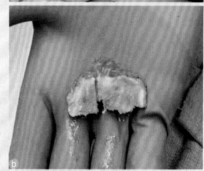

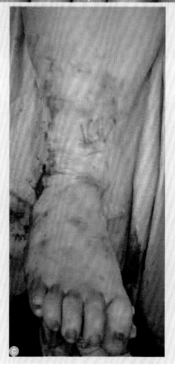

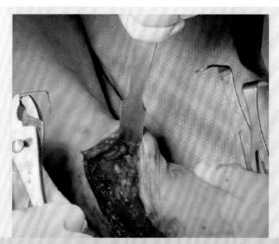

图16.4 外侧切口，软组织剥离以显露踝关节前、外、后侧

术后患足行后侧石膏固定，并在3周时拆除缝线。严格执行非负重9周，然后穿踝关节固定靴负重行走超过6周，最后要求患者在Arizona支具的辅助下行走。

结果

患者术后病程延长，9个月时发生明显的骨不连（图16.9a～图16.9c）。随后患者接受了进一步的翻修手术，包括取出U形钉、植骨并更换髓内钉（intramedullary，IM）固定。最后患者完全恢复，并能正常穿鞋行走。

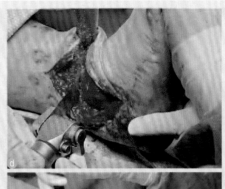
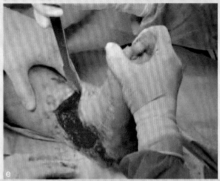

图16.6　a、b.在CORA点进行截骨术；c.同时矫正前足内收和内翻；d.前方再次闭合截骨纠正马蹄足；e.矫正内翻和马蹄后的最终融合位置

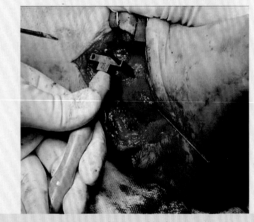

图16.7　使用U形钉加压固定

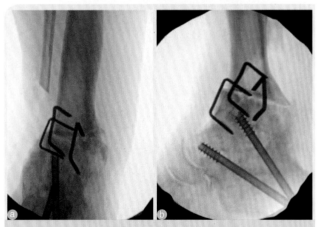

图16.8　a.踝关节正位X线片可见足踝部力线恢复正常；b.侧位X线片可见足部恢复了跖行足

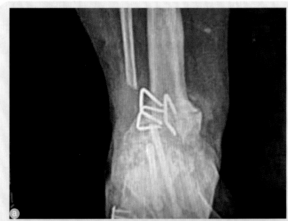
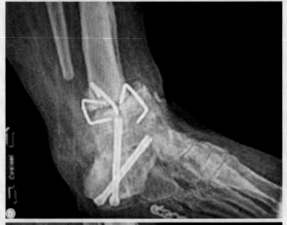
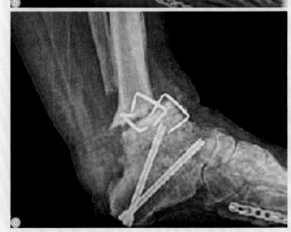

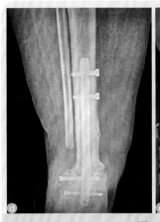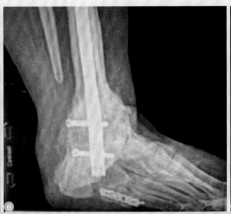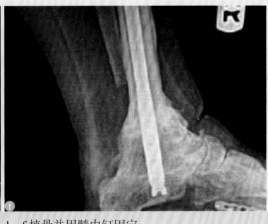

图16.9 a~c.U形钉固定失败，发生骨不连；d~f.植骨并用髓内钉固定

经验和教训

　　踝关节和距下关节畸形融合是一个复杂的难题[1、3-4]。足部随着踝关节的运动而运动。该病例中距下关节已经进行了融合，跟骨相对于距骨有2°的外翻。因此在CORA点（胫距关节融合部位）进行截骨，可以矫正位于其下方的足部畸形[5-6]。充分利用透视和导针定位在以畸形融合位置为中心的CORA点进行截骨非常重要[7]。在CORA点利用骨刀截骨，保持内侧皮质结构完整很关键，如果发生内侧皮质完全断裂，需要纠正皮质不要分离[7]。另外，在该病例中，第一次使用了错误的固定方式而导致了骨不连的发生，最后使用髓内钉进行翻修，实际上髓内钉固定方式在第一次就应被采用。

（尚林 译　才礼扬 校）

参考文献

扫码查看

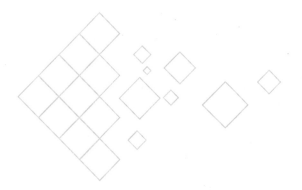

第 17 章

肌腱转位与肌力平衡治疗合并上、下运动神经元损伤所致马蹄内翻足畸形

病史

76岁白种人女性患者，1年前接受过腰椎手术。然而在术后康复过程中，她不慎摔倒并引发硬膜下血肿，结果导致双侧僵硬性马蹄内翻足畸形（图17.1a、图17.1b），只能坐轮椅活动。由于左足第五跖骨基底溃疡的形成，患者到创伤门诊就诊（图17.1c）。该溃疡是患者在上下轮椅移动时踩地出现的，左足畸形较重，右脚踝也有轻度的内翻。正位X线片（图17.2）提示严重内翻，侧位片提示严重马蹄足畸形。

诊断和术前评估

这是一个非常复杂的病例，因为它同时表现出上运动神经元（upper motor neuron，UMN，大脑）和下运动神经元（lower motor neuron，LMN，腰椎）损伤的特征。经查体显示，畸形在被动外翻时可减轻。

腓骨长短肌、趾长伸肌（extensor digitorum longus，EDL）和踇长伸肌（extensor hallucis longus，EHL）表现为肌无力，这与患者的L5、S1神经根损伤相符合。患者的家人在她摔倒之前就注意到了她的足部有畸形。神经传导速率（nerve conduction velocity，NCV）和肌电图（electromyography，EMG）提示L5、S1神经根存在脱髓鞘和轴突缺失病变，腓肠肌和比目鱼肌，以及胫骨后肌、踇长屈肌（flexor hallucis longus，FHL）和趾长屈肌均存在纤颤电位。因此，在评估中可知，因为脑损伤后，拮抗肌胫骨前肌肌肉的功能缺失，以及腓肠肌-比目鱼肌复合体和深部屈肌的痉挛，所以才导致马蹄内翻足的出现。患者担心第五跖骨深部溃疡引发骨髓炎而选择来手术治疗，这是由于她失去了L5~S1神经根支配的皮肤感觉。患者希望在截瘫的情况下还能得到一个能走路的跖行足，所以纠正足部畸形并恢复行走功能是笔者该例手术的治疗目标。

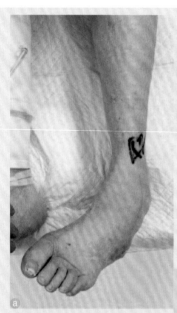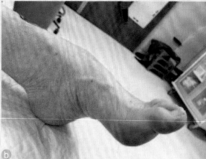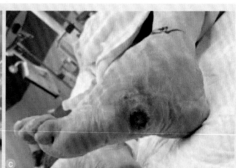

图17.1 a、b.僵硬性马蹄内翻足畸形；c.继发于马蹄内翻足畸形的左足第五跖骨基底溃疡

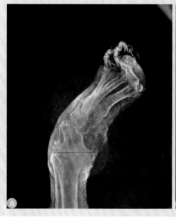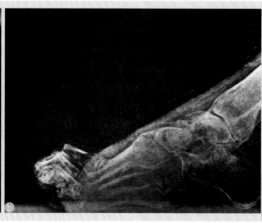

图17.2 a.严重内翻畸形；b.严重马蹄高弓足畸形

治疗

换药室（创伤门诊）最初尝试用石膏固定来促进伤口愈合，然而，由于患肢的痉挛，患者无法忍受石膏的固定。患者在术前检查排除下肢血栓的形成。

手术首先通过开放"Z"字延长术处理挛缩跟腱（图17.3）。值得注意的是，在胭神经阻滞和全身麻醉下，足部畸形并未减轻。第五跖骨基底溃疡的治疗第一步是用3M含碘敷皮膜进行覆盖。在较大力被动外翻下，畸形有所减轻。第二步是切断胫骨后肌腱、松解距舟关节囊和弹簧韧带（图17.4）。结合跟腱延长，畸形明显缓解。第三步是处理胫骨前肌腱，将转移至骰骨上的胫骨前肌用挤压螺钉固定（图17.5）。完成马蹄内翻畸形的完全矫正后，将直径4 mm的斯氏针置入胫距跟关节进行临时固定（图17.6）。用外固定架固定足部和踝关节，在肌腱愈合之前用外固定架可以保护转位的肌腱（图17.7）。考虑到潜在的创面感染风险，伤口缝合之前撒入2 g万古霉素。

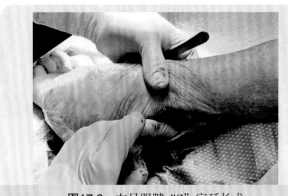
图17.3　左足跟腱"Z"字延长术

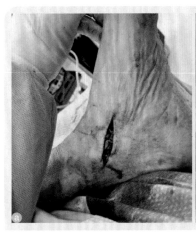
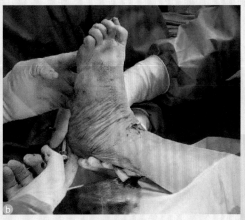
图17.4　a.左足胫骨后肌腱离断、距舟关节囊和弹簧韧带松解；b.跟腱延长、胫骨后肌腱离断、距舟关节囊切开后足的外观照

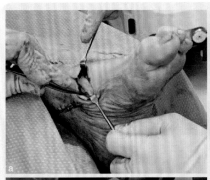
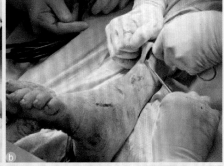
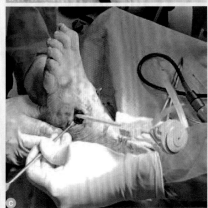
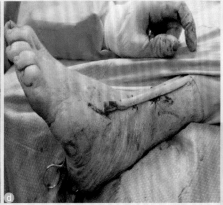
图17.5　a.胫骨前肌腱止点的显露；b.胫骨前肌腱从近端抽出；c.用挤压螺钉将转位的胫骨前肌腱固定在骰骨上；d.胫骨前肌腱定向转位

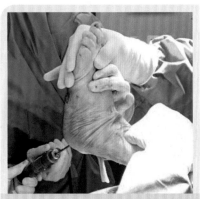
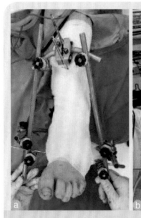
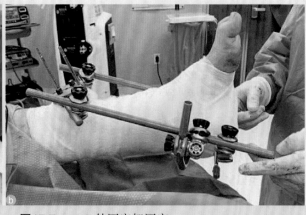

图17.6 为维持矫正，从跟骨底部将4 mm斯氏针置入胫骨后部

图17.7 a、b.外固定架固定

结果

术后3个月拆除外固定架，同时更换为短腿石膏固定，另外一只脚在拆除外固定架的同时做同样的手术，目前患者已经可以借助助行器走动。

经验和教训

该患者所出现的复杂的痉挛性瘫痪（上运动神经元）继发于脑损伤，由于腓骨长短肌（S_1神经支配）、趾长伸肌和拇长伸肌（L_5神经支配）失去功能，导致胫骨前肌过度活动，出现前足内翻。这表明下运动神经元损伤继发于神经根病变[1]。

术前评估、肌电图和神经传导速率是决定手术入路的关键。初次治疗时，人们会认为需要更激进的截骨手术来矫正畸形。然而通过查体发现，畸形可以通过牵拉施加应力得到部分纠正。当牵拉腓肠肌–比目鱼肌复合体和深部屈肌（拇长屈肌、趾长屈肌）时会出现肌阵挛，这些肌肉也会出现反射亢进。

$L_5 \sim S_1$神经根支配的肌肉功能的丧失导致拮抗肌胫骨前肌过度活动及腓肠肌–比目鱼肌复合体和深部屈肌的痉挛，共同导致了足部内收内翻畸形，这是上运动神经元和下运动神经元共同病变引起的结果[2]。由拇长伸肌腱、趾长伸肌腱和腓骨长、短肌功能缺失导致的前足内翻畸形可以通过胫骨前肌转位来纠正[3]。肌力减弱的小腿三头肌和胫骨后肌等痉挛肌群需要进行延长，但是拇长屈肌腱和趾长屈肌腱一般认为可以不用处理。通过松解包括距舟关节囊和弹簧韧带在内的支撑结构可以大大减轻内翻畸形。术后良好的支具保护和物理治疗是恢复行走功能的关键。

（彭玉峰 译 才礼扬 校）

参考文献

扫码查看

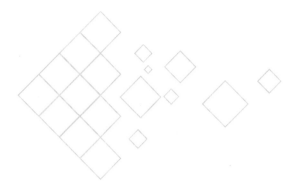

第 18 章

应用肌腱延长治疗脑血管意外后
僵硬性的内收内翻足畸形

病史

43岁男性患者，2年前曾发生脑血管意外（cere-brovascular accident，CVA）。患者表现为痉挛性瘫痪，给予阿司匹林和硫酸氢氯吡格雷治疗。此外，应用赖诺普利20 mg和奈必洛尔10 mg对高血压进行积极的药物控制。使用阿托伐他汀40 mg治疗高胆固醇血症。虽然积极行物理治疗，但仍表现为持续性马蹄内收内翻畸形（图18.1）。虽然患者佩戴了踝足矫形器（ankle foot orthosis，AFO），但在走路时仍然疼痛难忍。虽然患肢痉挛的肌肉（腓肠肌-比目鱼肌复合体和胫骨后肌）已注射肉毒素，然而这并没有减轻足部畸形，也没能让患者佩戴支具后行走。

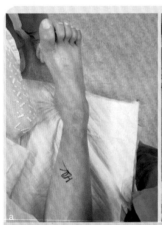
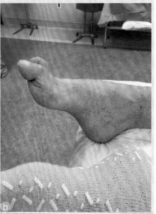

图18.1 a.CVA后，右足痉挛性内翻畸形；b.CVA后，右足痉挛性马蹄畸形

诊断和术前评估

患者表现为右足马蹄内收内翻畸形，继发于CVA所致的上运动神经元损伤，畸形与广泛的肌张力增高和阵挛有关，即使试图复位，也无法对抗痉挛状态。此病例表现为CVA后出现的4种足畸形中较为常见的一种。畸形是由腓肠肌-比目鱼肌和深部屈肌群的痉挛引起的。由于支具会压迫骨突处的瘢痕组织，患者存在明显不适感。

CVA患者的血管和神经功能一般是正常的，所以大多数情况下，不会失去感觉。

治疗

第一个切口行跟腱"Z"字延长术（图18.2），在全身麻醉状态下，患者的大部分畸形和痉挛会减轻。第二个切口切除第五跖骨基底增生部分

（图18.3a），小心切除基底增生骨质以保留腓骨短肌腱的止点（图18.3b）。第三个切口是松解足底跖筋膜（图18.4），这将有助于降低足弓高度。第四个切口是延长深部屈肌腱，包括胫骨后肌腱、趾长屈肌腱和踇长屈肌腱（图18.5），这些肌腱会使足部产生持续性的内收内翻并导致畸形，此举可以削弱这些肌腱的致畸力量[1]，这种内翻畸形是导致足部不能正常负重的主要原因。

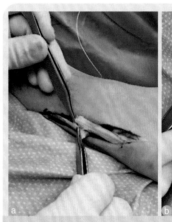
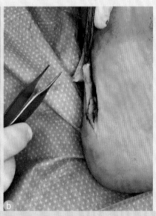

图18.2 a、b.右足跟腱"Z"字延长术

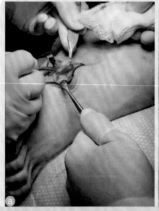
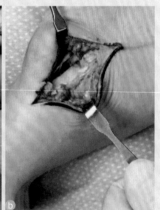

图18.3 a.切除第五跖骨基部增粗部分；b.保留腓骨短肌止点

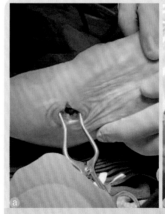
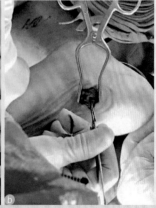

图18.4 a、b.足底跖筋膜松解

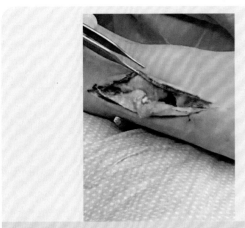

图18.5　踇长屈肌、趾长屈肌和胫骨后肌"Z"字延长

结果

该手术的目的是恢复患者的跖行足（图18.6），这样可以让患者佩戴AFO支具后舒服地行走；经过物理治疗后，患者可以在家里无须借助支具进行活动。

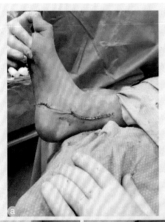

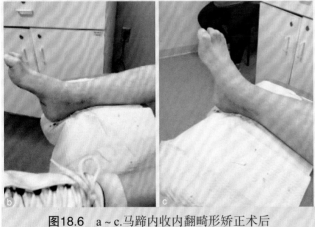

图18.6　a～c.马蹄内收内翻畸形矫正术后

经验和教训

痉挛性马蹄内翻足畸形是CVA后痉挛性足畸形的4种临床表现之一。它们分别是：①马蹄畸形；②内翻畸形；③马蹄内翻畸形；④足趾畸形。本例患者的手术目的是重建一个无痛的、可以正常佩戴支具行走的跖行足。初次治疗应为漫长的物理治疗，CVA患者至少需要9个月的恢复时间。此外，肉毒素或苯酚的使用已被证明有助于减轻这类脑损伤造成的痉挛[2]。虽然这些治疗方法在漫长的治疗过程中是有用的，但对该例患者而言，患足不能跖行，并且无法佩戴支具，甚至患者几乎无法行走。佩戴支具踩地后患者的肢体痉挛会加重，所以支具反而成了刺激物，通过肌腱延长可以减轻痉挛性马蹄内翻畸形。另外，当处理完拮抗肌群的痉挛后，再进行肌腱转位做肌力平衡可使已有的畸形得到很大的纠正[3]。但在痉挛的肌肉未处理的情况下只进行肌腱转位通常是不明智的，因为这样会更加刺激拮抗肌使其痉挛加重。Baker和Hill[4]描述了将胫骨后肌腱从踝后方转位到踝前来削弱其痉挛，这是另一种减轻肌腱痉挛的方法，因此该手术也是一种平衡拮抗肌的方法；此外，在解决肌腱病导致的痉挛方面，肌腱转位也是一种有用的辅助手术。

（彭玉峰 译　才礼扬 校）

参考文献

扫码查看

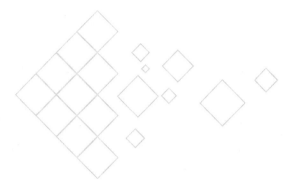

第 19 章

中跗关节融合术治疗继发于 Mueller-Weiss 病的足舟骨缺血性坏死

足踝翻修手术挑战——基于病例的术式介绍

第二部分

病史

51岁女性患者，有全身骨关节炎和纤维肌痛病病史。患者自诉左足疼痛，中足轻度水肿。在随后的1年半里，患者接受了多次皮质类固醇注射和两次手术（包括从左足背去除舟骨附近的骨刺）。患者感觉她的足部发生了变化，从而更多地用足外侧走路，但她感觉不稳。

诊断和术前评估

对患者的左足评估后发现后足内翻（图19.1），距下关节和中跗关节活动受限。中足活动时有明显疼痛，在进行跟腱腓肠肌挛缩试验时，患者踝关节过度背伸。行足部正位X线片检查可观察到距骨外展，舟骨体积减小（新月征），累及舟骨中心和外侧（图19.2a）。侧位X线片显示舟骨背侧明显游离体，距舟关节间隙完全丧失，距骨跖屈，跟骨倾斜度减小（图19.2b）。初步考虑为Mueller-Weiss病或舟骨自发性骨坏死。

治疗

手术方法是行中跗关节融合术，舟骨体中央和外侧极均出现骨坏死。因此，笔者认为舟骨结节和舟骨内侧部分是行关节融合的重要部分。

跟骰关节上方的外侧切口可以完全暴露距骨头（图19.3），同样的外侧切口也被用来去除舟骨体中央和外侧极的坏死骨。通过内侧切口，用摆锯将舟骨内侧剩余部分和距骨凸出部分摆平（图19.4a），然后使用骨钩钩到距骨颈外侧将其拉出，并将其与剩余的舟骨结节和舟骨体保持对线（图19.4b、图19.4c）。此步骤可以恢复足部旋前闭链运动，并且跟骨需要保持在外翻2°以内。如果没有复位，则采用距下关节融合或跟骨截骨（外移截骨术）。采用两枚5.0 mm埋头螺钉固定距舟关节，然后将一枚5.0 mm埋头螺钉穿过跟骰关节固定（图19.4d）。从术后X线片可以看出，距骨位置和跟骨高度均得到恢复，中足在3个平面上均保持力线对齐。

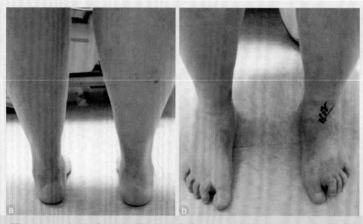

图19.1 a.左足后面观可见后足内翻；b.左足前面观可见后足内翻

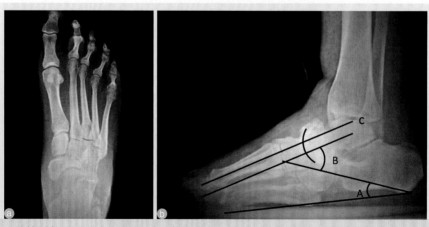

图19.2 a.距骨外展伴随距跟角的减小；b.舟骨碎裂，距舟关节间隙丢失，距骨跖屈伴跟骨倾斜角减小

88

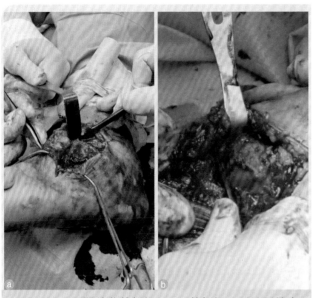

图19.3　a.跟骰关节外侧切口；b.外侧切口可见距骨头

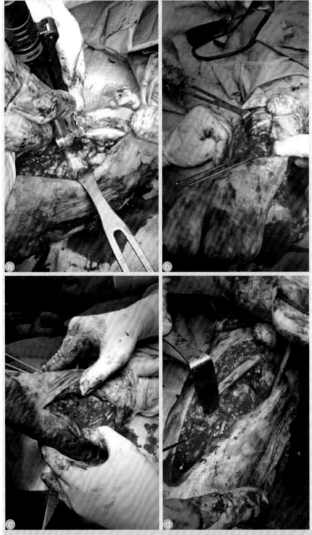

图19.4　a.距舟关节准备；b.距舟关节内侧切口固定距骨头；c.外侧切口直视下确认距舟关节复位；d.用5.0 mm 埋头螺钉固定距舟关节

 结果

术后患者保持6周不负重，之后开始佩戴踝关节固定靴负重行走6周，因为关节融合非常好，患者术后6个月便能行走自如。由于仅一只脚受累，并且活动度要求不高，因此患者对术后的结果很满意。

经验和教训

该病例展示了另一种可能导致成人获得性平足畸形的情况。Mueller-Weiss病常见于40～50岁的中年妇女[1]，这个年龄范围与胫骨后肌腱功能不全的患者年龄范围类似，是成人获得性平足最常见的原因。

Mueller-Weiss病会产生一种被称为"反常性扁平足畸形"的情况。当正面观察足背时，由于舟骨外侧体积减小而出现距骨外展，使得闭链运动旋后[2]。其结果是距下关节旋后，跟骨在冠状面内翻（图19.5）。

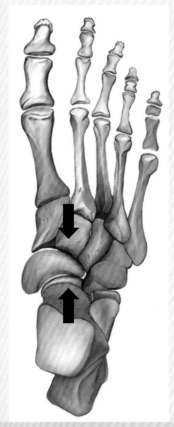

图19.5　舟骨中央和外侧缺血性坏死，距骨外展时失去舟骨结构支撑，从而造成了距下关节的闭链运动旋后

外观上的"平足"是由于距骨头向前移位至足舟骨坏死部位并塌陷所致（图19.2b）[3]。距骨向缺损部

倾斜，力量作用于跟骨前方（距下关节前），它迫使跟骨跖屈并"降低足弓"，最终结果是距舟关节完全丧失运动能力，距下关节锁死，足部僵硬。

处理舟骨坏死的其他方法包括：第一，切除坏死的舟骨中央或外侧，并使用自体或异体骨移植[4]。第二，切除整个舟骨，用重新塑形的自体移植骨填充植骨。两种手术都需要较长时间不负重，而且都有较高的骨不连风险。第三，行Naughton-Dunn三关节融合术[5]，包括切除舟骨，然后将距骨融合到三个楔骨上，最后还要行跟骰关节短缩以适应内侧柱的缩短。在该病例中，如果有足够的舟骨结节和内侧部分可用，首选距舟关节融合术。

（彭玉峰 译　才礼扬 校）

参考文献

扫码查看

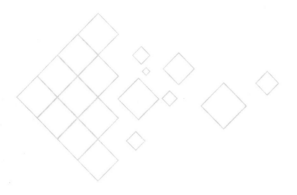

第 20 章

距骨颈骨折畸形愈合继发内收内翻
足畸形的治疗

足踝翻修手术挑战——基于病例的术式介绍

病史

52岁女性患者，在跌落深坑后扭伤右足。急诊就诊时足部出现肿胀和疼痛并逐步加重，初次X线片提示未见明显异常，医生给出的结论是不存在Lisfranc韧带断裂。随后她的保健医生（primary care physician，PCP）对她进行了随访，给予休息、冰敷、加压包扎、抬高肢体、非甾体抗炎药和穿踝关节固定靴等治疗，3周内没有负重，当再次拍X线片时，医生告诉她并无骨折。由于水肿减轻，仅给予物理治疗。但是在受伤3个月后，疼痛仍然不能缓解，且不能穿鞋，所以预约了MRI检查，MRI结果提示距骨颈骨折（Hawkins Ⅱ型），骨折轻度移位伴距骨内侧粉碎骨折，因此做了切开复位内固定，经皮置入两枚埋头螺钉固定。在接下来的两年里，患者自诉她的疼痛可以忍受，但随着运动量增加仍然存在问题，并且感觉到自己的踝关节非常"僵硬"，走路时要靠足外侧负重，且还感觉不稳定。

诊断和术前评估

查体发现患者右足距下关节和中跗关节的活动范围中度受限，残留少量活动，前足旋前且跟骨内翻。在站立位时，存在6°的跟骨内翻和残留的中足内收。左前足轻度旋前伴后足外翻（图20.1）。正位（足背）X线片显示右侧距骨颈骨折骨性愈合，距骨外展增加。距舟关节良好，无缺血性坏死的迹象。中跗关节处前足内收（图20.2a）。侧位X线片显示距骨颈骨折骨性愈合，距下关节完整，然而Meary角增大。总体来说，足弓抬高继发于距下关节内翻（图20.2b）。跟骨长轴位显示距下关节内翻，内翻

角度约6°（图20.3）。最终考虑为距骨颈骨折骨性愈合，无缺血性坏死。然而在愈合过程中，距骨颈发生缩短，导致内收内翻畸形。因此，被诊断为距骨颈骨折畸形愈合。

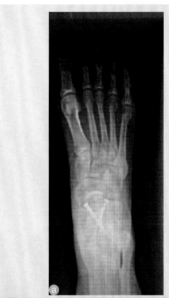
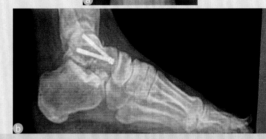

图20.2 a.距骨外展增加，无缺血性坏死征象，前足在中跗关节水平处内收；b.距骨颈骨折畸形愈合，距下关节保留完好，距下关节旋后，可见足弓高度增加

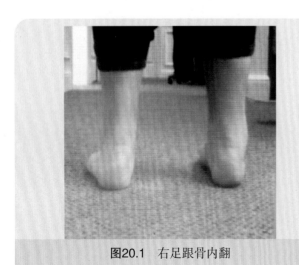

图20.1 右足跟骨内翻

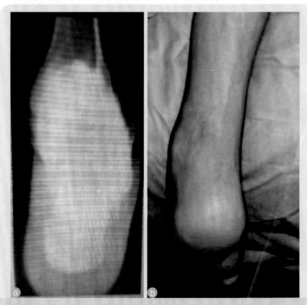

图20.3 a、b.在影像学和临床大体上都可见明显的距下关节内翻

92

治疗

手术方法为距骨颈开放楔形截骨术（图20.4a）。在距骨内侧结节的前方进行截骨，截骨越靠近近端，距骨颈越宽，截骨的长度越长，用摆锯截断3/4，距骨颈外侧形成青枝骨折（图20.4b），然后使用Hintermann牵开器适度撑开，以延长距骨颈（图20.4c、图20.4d）。这使得距下关节旋后的闭链运动（图20.5）得以旋前，足跟内翻畸形也得到间接纠正（见轴位），采用同侧三皮质髂骨植骨，并行两枚螺钉固定（图20.6）。

结果

患者在非负重状态下维持近3个月。需要特别关注的是植入骨块的愈合情况和潜在的距骨缺血性坏死[1]，最终植骨愈合良好，没有发生缺血性坏死。总

体畸形矫正良好，但距下关节和中跗关节活动仍受限。患者的足部为跖行足，跟骨外翻3°。患者没有高强度的运动需求，所以现阶段患足可支撑患者活动，但未来可能需要进行三关节融合术。

经验和教训

距骨颈骨折畸形愈合翻修是一个复杂的手术[2]。在初次手术中，最重要的是恢复内侧距骨颈的长度。在大多数情况下暴力损伤会造成距骨颈内侧粉碎性骨折[3]，传统上采用两个切口，所以要先行距骨颈外侧解剖复位，距骨颈外侧复位后用螺钉或微型钢板进行固定。距骨颈骨折畸形愈合导致内侧柱短缩，由此产生闭链运动旋后效应，造成距下关节内翻、前足旋后和足弓增高，然后将距下关节锁定在固定的旋后位置。中跗关节固定为内收和内翻状态[4]。结果是失去距下关节和中跗关节活动度，足外侧负重过多。

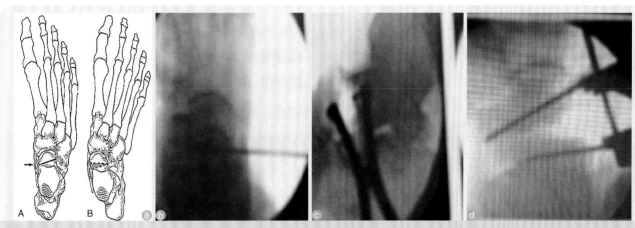

图20.4 a.距骨内侧结节前方开放楔形截骨术（A箭头所示为截骨线位置，B为截骨后撑开距骨颈内侧后示意图）；b.使用截骨器完成截骨，距骨颈外侧保留青枝骨折；c、d.用Hintermann牵开器撑开截骨端，有效延长距骨颈

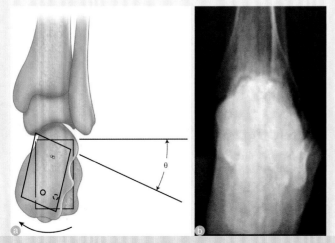

图20.5 a、b.距骨颈的延长使距下关节闭链运动旋前，从而矫正足跟内翻畸形

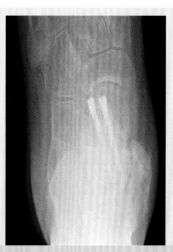

图20.6 在截骨部位置入两枚螺钉固定自体三皮质髂骨

距骨颈截骨术需要注意保护距骨颈的血供。利用内侧切口，仔细剥离至近端颈部，以避免损伤流向颈部远端的营养动脉。同时，注意不要在截骨术中损伤距下关节前部。植骨块的大小取决于距下关节和中跗关节位置的恢复，这是由Hintermann牵开器撑开的距离决定的。如果距下关节不能得到有效复位或中跗关节没有复位，可能需要进行三关节融合术或跟骨内移截骨术[5]。

（彭玉峰 译 才礼扬 校）

参考文献

扫码查看

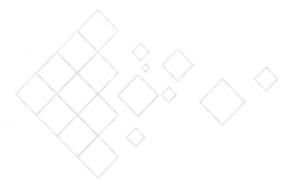

第 21 章

STAR 假体全踝置换术后采用自体髂骨植骨翻修

病史

57岁白种人女性患者，大约在12年前的一次机动车事故中双下肢受伤，在4年前患者出现双侧踝关节慢性疼痛，就诊后诊断为创伤性踝关节炎，并接受了保守治疗。最终效果不佳被转诊接受了手术治疗。

患者体健，无重大疾病，长期口服维生素D₃，末梢血供良好，无神经功能障碍，患者表现出避痛步态，并伴有下肢外旋畸形。左侧踝关节在3月份做了STAR（Scandinavian total ankle replacement）全踝关节置换术，术后恢复良好；同年7月份又做了右侧踝关节置换术。在术后16个月内，患者对术后效果非常满意，但因为后来出现右侧止点性跟腱炎前来治疗，同时踝关节也出现了不稳。

诊断和术前评估

患者负重位X线片表现为跟骨内翻，右跟腱附着点存在剧烈疼痛；侧位X线片显示距骨假体组件向后移位，已经移位至距下关节的后关节面水平。在踝关节正位片可观察到距骨假体向外侧移位，已到达距骨外侧沟（图21.1）。最严重的问题是距骨假体的塌陷，进而影响了距骨体的完整性。CT显示距骨体下沉，距下关节未累及。

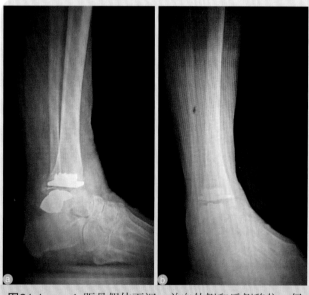

图21.1 a、b.距骨假体下沉，并向外侧和后侧移位，侵占外侧沟

治疗

手术采取前侧入路，先将聚乙烯衬垫和距骨假

体组件移除（图21.2a、图21.2b）。原本希望能通过植骨来重新固定距骨假体，但从侧面看，距骨侧骨量明显缺失（图21.2）。因此，最终选择采用自体三皮质髂骨植骨进行右踝关节融合术，从胫骨后侧置入7.0 mm的空心螺钉固定髂骨块（图21.3），然后在前侧置入解剖锁定钢板作为支撑和中和，髂骨块固定在钢板后侧（图21.4）。患者在术后12周内免负重，12周后佩戴踝关节固定靴开始负重，佩戴时间为12周，最后再更换为Arizona支具。

结果

患肢出现了延迟愈合的迹象，在前6周非负重期间，使用电容耦合骨刺激器持续刺激骨质，但最终还是出现了钢板断裂和骨不连。由于在植骨周围出现了纤维化，这使得患者反而能够感觉到关节活动，且没有疼痛。同时患者自觉左侧成功的踝关节置换术后踝关节功能也有了很大的改善。

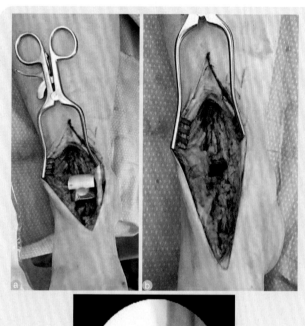

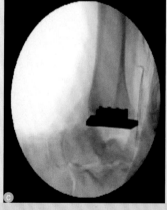

图21.2 a～c.取出聚乙烯衬垫和距骨假体后透视评估距骨骨量

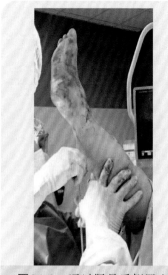

图21.3 通过胫骨后侧置入空心螺钉固定三皮质髂骨

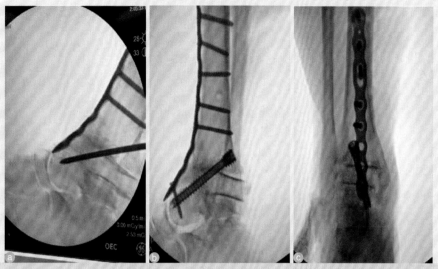

图21.4 a～c.当踝关节保持中立位时，将解剖锁定钢板置于前方，作为支撑和中和

经验和教训

在双侧踝关节骨关节炎的患者中，双侧踝关节置换术可以明显改善踝关节的功能。在发生距骨缺血性坏死的病例中，需要移除假体并植入骨头以实现关节融合。但不幸的是，该患者还是出现了骨不连。在双侧踝关节连续置换术后可能需要更长的恢复时间，然而文献中并没有关于双侧踝关节置换术后恢复时间的有力证据[1-2]。

踝关节置换术后的翻修手术，需要面对很大的困难，因为需要植骨填充较大缺损并且维持解剖对位。该病例的失败可能是由于假体型号过大及剩余的距骨后方表面存在距骨缺血性改变[3-5]。

另外，在翻修的病例中如果使用了大的骨块移植，首选7.0 mm的非加压螺钉，因为加压螺钉固定植骨块会导致植骨块的塌陷和位移[6]。由于在该病例中使用了加压螺钉，所以它可能会引起植骨块的吸收；长锁定钢板的使用可以对抗压应力、剪切力和扭转力。

（彭玉峰 译 才礼扬 校）

参考文献

扫码查看

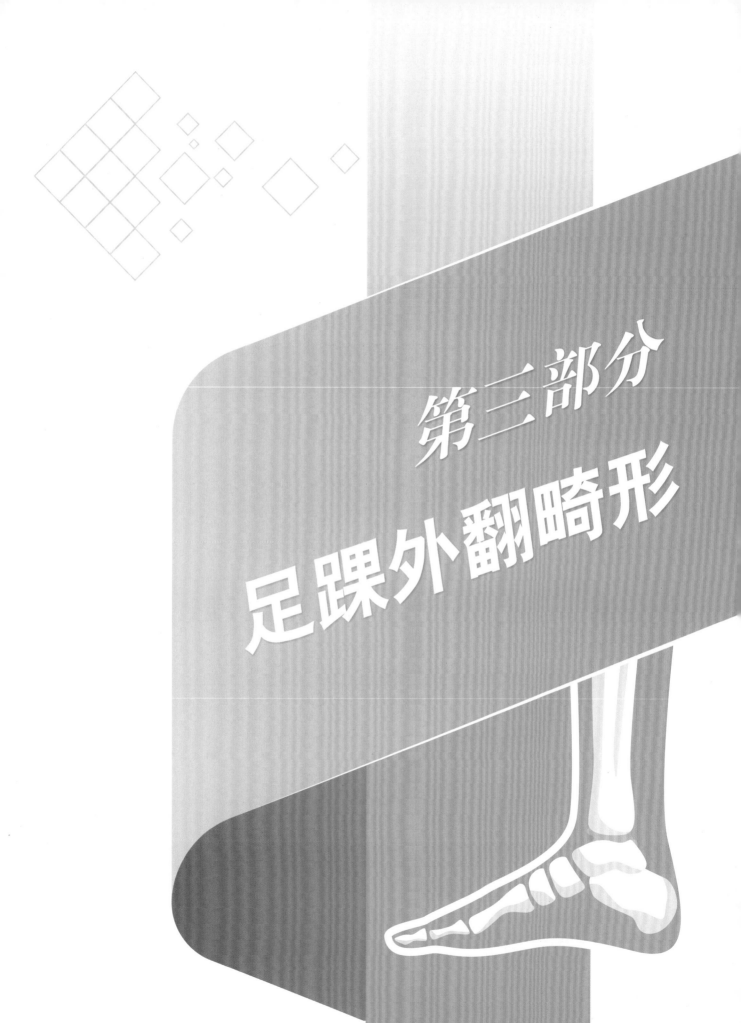

第三部分

足踝外翻畸形

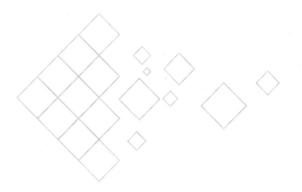

第 22 章

胫骨后肌腱和弹簧韧带断裂的成人
获得性平足畸形的重建

病史

51岁白种人男性患者，长期患有单侧扁平足畸形。3年前行MRI检查提示右侧胫骨后肌腱完全断裂。该患者临床表现为距骨半脱位（扁平足）及跛行，畸形柔软可复，但却需要通过踝关节跖屈来达到距下关节和中跗关节的复位。

诊断和术前评估

右足的正位X线片（DP）提示约35%的距骨未覆盖（图22.1a）。骰骨外展角度增加，侧位X线片显示距舟关节存在不完全脱位（图22.1b），距骨相对舟骨下沉约3 mm，其余内侧柱对位良好，没有退行性关节疾病的相关迹象，踝关节正位片提示没有踝关节

不稳。MRI显示胫骨后肌腱完全断裂伴断端回缩，同时还存在弹簧韧带撕裂。由于畸形完全集中在距骨周围，所以选择跟骨双截骨术和软组织肌腱平衡术。

治疗

跟骨双截骨术通过两个单独的切口进行，先行后侧（Koutsogiannis截骨——第一切口）跟骨内移截骨术，并用两枚直径5.0 mm的空心螺钉固定以纠正外翻的跟骨（图22.2），再行前侧（Evans截骨——第二切口）跟骨截骨术，通过外侧柱延长实现距下关节旋后（图22.3和图22.4），采用8 mm厚的楔形松质钛笼，这可使距骨重新复位，并恢复其正常的距舟覆盖。通过提高足底筋膜的张力和恢复腓骨长肌腱的功能，重建纵弓高度（图22.5）。通过第三

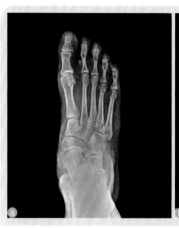
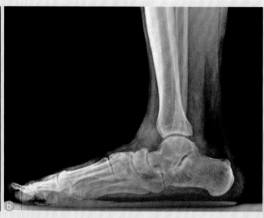

图22.1 a.正位（DP）X线片提示约35%的距骨未覆盖；b.侧位X线片显示不完全距舟关节脱位，表明弹簧韧带可能撕裂

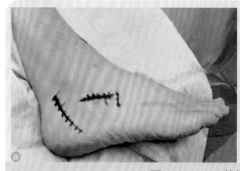
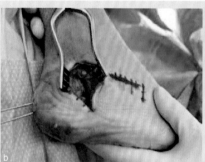
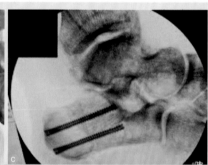

图22.2 a～c.外侧切口行跟骨内移截骨，用两个5.0 mm的螺钉固定

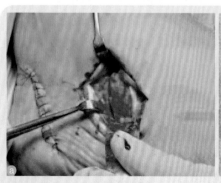
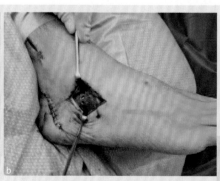

图22.3 a、b.跟骨前外侧切口放置8 mm的楔形松质钛笼，行外侧柱延长

个切口在腓骨后方的踝后沟上将腓骨短肌转移至腓骨长肌上（图22.5a）。第四个切口进行腓肠肌滑移术，由Silfverskiold试验确定是行跟腱延长松解还是腓肠肌滑移松解（图22.6）。在足内侧行第五个切口，将趾长屈肌腱转移到舟状骨，胫骨后肌腱残端在内踝沟槽内被发现。弹簧韧带通过线带进行修复，放置两个界面螺钉，一个位于载距突，另一个位于

舟骨上，在舟骨上钻一个5.0 mm的孔，然后将线带远端穿过舟骨孔来完成撕裂弹簧韧带的修复。趾长屈肌腱由下向上穿过同一个孔，然后将距舟关节完全内收、跖屈和反向复位后拉紧趾长屈肌腱，采用7.0 mm界面螺钉固定，使用前后石膏固定，4周免负重，然后更换为踝关节固定靴负重锻炼4周，并且行约6周的物理治疗。

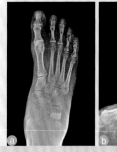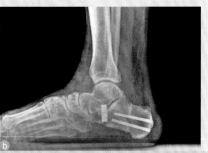

图22.4 a、b.外侧柱延长复位距骨，以恢复与舟状骨的正常覆盖。重建纵弓高度，恢复腓骨长肌腱功能

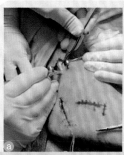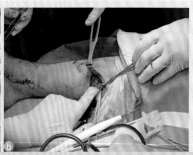

图22.5 a.外踝肌腱沟上方行腓骨短肌转位至腓骨长肌；b.腓肠肌滑移术

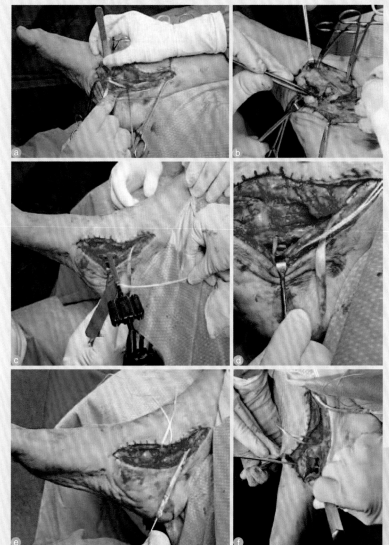

图22.6 a.趾长屈肌腱的识别；b.断裂的弹簧韧带；c、d.载距突置入线带近端；e.编织缝合趾长屈肌腱；f.在舟状骨上钻孔，同时将编织后的趾长屈肌和线带远端用界面螺钉固定于舟状骨上

结果

患者术后经过物理治疗恢复良好，在术后6个月时能够完全恢复活动。尽管畸形矫正非常令人满意，但还应嘱咐其佩戴硬性矫形支具以维持矫形位置。

经验和教训

胫骨后肌腱功能障碍分期最初由Johnson和Strom描述。这是一个2期畸形病例，足部畸形表现为柔软可复[1]。长期胫骨后肌腱断裂及相关的弹簧韧带断裂导致距骨不稳定[2]。在侧位X线片上可观察到距骨相对舟骨向下移位3 mm提示弹簧韧带断裂[3-4]。在大多数病例中，2期胫骨后肌腱功能障碍和距舟关节脱位继发于马蹄足和跟骨外翻，随着弹簧韧带的功能丧失，距骨向内、向下移位，从而导致距舟关节"脱位"。在本病例中，通过跟骨双截骨术将距骨恢复到其解剖位置[5]。

当然，可以考虑采用距舟关节融合联合跟骨截骨术或双关节融合术或三关节融合术[6-7]。为了弥补胫骨后肌腱力量的缺失，进行了趾长屈肌转位[8]。由于这块肌肉仅相当于胫骨后肌腱40%的力量，所以将腓骨短肌转移到腓骨长肌，以帮助恢复距下关节和中跗关节的平衡[9-10]。由于在距舟关节远端没有发现其他问题，因此不需要进一步行内侧柱矫正。

是否切除胫骨后肌腱取决于它剩余肌腱的质量，还需要评估其损伤程度，因为它是导致疼痛的源头。如果严重退行性变合并肌腱炎累及超过50%，则最好切除[11]，低于50%可以考虑短缩和修复，另外还应考虑腱鞘的滑动功能。如果断端不能恢复，应考虑切除肌腱。

（彭玉峰 译 尚林 校）

参考文献

扫码查看

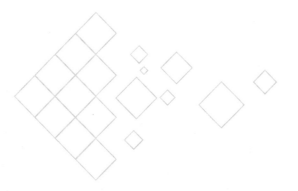

第 23 章

腓骨肌腱挛缩引起的成人长期扁平足畸形的重建

足踝翻修手术挑战——基于病例的术式介绍

病史

34岁男性患者，存在多年的扁平足畸形，曾经进行过矫形支具固定和物理治疗，但由于畸形僵硬，因此佩戴矫形支具会导致疼痛。另外，患者肥胖，体重达181 kg，身高为186 cm，BMI是36 kg/m²。无糖尿病及心血管疾病病史。患侧下肢血供良好，神经肌肉检查良好，无神经功能障碍，在内侧舟楔关节处存在巨大胼胝体，负重时疼痛难忍。

诊断和术前评估

患者后足和中足畸形在施加外力时，可以获得纠正，证明畸形是可复性的（图23.1b）。脚掌外展畸形非常严重（图23.1a）。Silfverskiold试验显示跟腱挛缩不受膝关节屈伸的影响，踝关节背屈为−10°（图23.2c）。在舟骨和内侧楔骨跖侧及第一跖骨头均发现胼胝体（图23.1c）。左足负重正位X线片（图23.2a）显示距骨内收和距舟关节未覆盖面积增加，跟骰关节存在轻度退行性病变，外侧柱排列良

好。侧位X线片提示（图23.2b）舟骨与内侧楔骨错位，距骨倾斜增加，跟骨倾斜角减小。

患者被诊断为先天性成人平足畸形，与马蹄、腓骨肌挛缩、跟骨外翻和肥胖导致的内侧柱压力过大有显著关联，这根据舟骨、内侧楔骨和第一跖骨头下的胼胝体也可以看出。

治疗

畸形矫正首先要松解挛缩的肌腱，术前评估前足外展似乎与负重X线片上的结果不相符合。采取从后向前的原则逐步矫正，首先对跟腱行Hoke三半切延长术，其次延长腓骨长、短肌（图23.3a）。完成这两个动作后，后足被放正（图23.3b）。然后在胫骨前肌腱和蹬长伸肌腱之间切开第三个切口，显露距舟关节（图23.4）。由于患者的体重较大，选择距舟关节融合来间接稳定距下关节和中跗关节。内侧楔骨行Cotton截骨，植入楔形多孔钛植入物来矫正错位的舟楔关节（图23.5）。重建内侧柱后，足底胼胝不再承重（图23.6）。

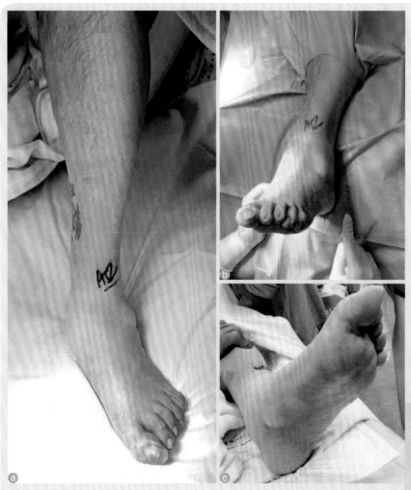

图23.1 a.左足极度外展，小腿外旋；b.施加外力，畸形可复位；c.左足舟骨、内侧楔骨和第一跖骨头下的胼胝体

106

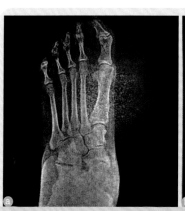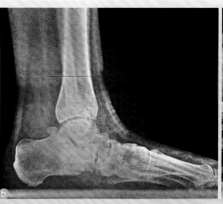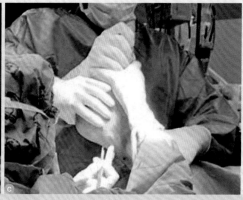

图23.2 a.距骨内收导致距舟关节未覆盖面积增加，跟骰关节排列良好，伴有轻度退行性病变；b.舟骨与内侧楔骨错位，距骨倾斜度增加，跟骨倾斜角减小；c.术中Silfverskiold试验（译者注：该图正确应为跟腱Hoke三半切延长术）

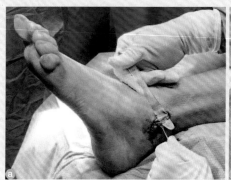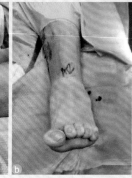

图23.3 a.延长腓骨长、短肌腱；b.跟腱和腓骨肌延长后足的位置

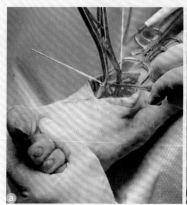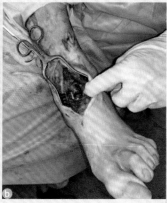

图23.4 a.距舟关节融合术切口，在同一切口内行内侧楔骨Cotton截骨，植入楔形钛笼；b.切口位于胫骨前肌与踇长伸肌腱之间

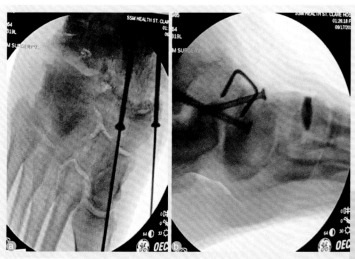

图23.5 a.距舟关节融合采用两枚空心螺钉固定；b.内侧楔骨Cotton截骨并植入钛笼治疗舟楔关节不稳

第三部分

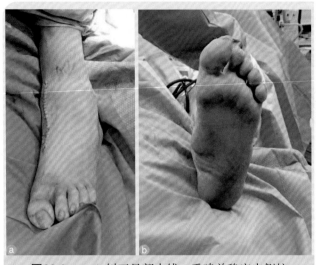

图23.6 a、b.纠正足部力线，重建并稳定内侧柱

结果

术后患者保持6周不负重，之后允许佩戴踝关节固定靴完全负重。术后12周行物理治疗并佩戴硬性支具。患者对术后恢复结果非常满意。因为患者另外一只脚没有那么严重，所以通过佩戴矫形器可以解决疼痛和走路问题。

经验和教训

此病例说明了临床查体的重要性，因为临床查体发现畸形与X线片不匹配的情况。患者足部在术前虽然是柔软可复的，但是外展畸形十分严重。足部跖屈，表明有马蹄挛缩畸形。X线片显示距骨周围半脱位，但中跗关节形态正常，无明显外展畸形。

在此病例中，当跟腱及腓骨长、短肌腱延长后[1-3]，

马蹄和外展畸形得到完全纠正。内侧柱手术是为了稳定足部三脚架结构及对抗负重时高BMI带来的高负荷。另外，通过查体可以发现患足存在3处明显病变：舟骨、内侧楔骨及第一跖骨头处，这是由马蹄畸形和腓骨肌挛缩引起的外翻力持续作用于跟骨及高BMI共同导致的，这种压力直接作用在错位的舟楔关节上[4-5]。此外，第一跖骨头胼胝体似乎与严重的扁平足畸形不相符，且在侧位X线片未见第一跖骨跖屈，这种情况可以解释为马蹄畸形后导致前足过度活动及明显外展，而这种过度的前足外展会引起腓骨长肌的张力增加，从而导致第一跖骨头下出现胼胝[6]。当肌腱延长和足部力线纠正至正常后，疼痛的胼胝体会逐步消失。最后，错位的舟楔关节也必须处理；距舟关节融合是对内侧楔骨Cotton截骨的一种补充[7-8]。

本病例是一种由肌腱软组织挛缩导致的结构性平足畸形。

（彭玉峰 译 尚林 校）

参考文献

扫码查看

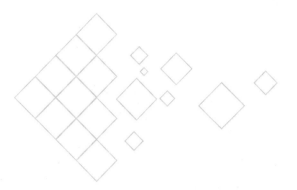

第 24 章

利用髓内钉行胫跟关节融合术治疗自发性距骨周围脱位

病史

51岁白种人女性患者，双足长期僵硬性平足畸形。在最近一年里，患者感觉到右足越来越疼，佩戴矫形器也无法缓解，而且足部外形也变得越来越外翻。患者肥胖，在儿童时期就已超重，无糖尿病病史，血压控制良好。目前口服洛伐他汀进行降血脂治疗，末梢血运良好，无感觉异常。

诊断和术前评估

体格检查发现患者后足和中足畸形不可复，呈僵硬性平足畸形。足部解剖标志模糊，无足底溃疡；在负重时足部疼痛明显，行走困难，疼痛部位主要在外侧，存在严重腓骨撞击。

足侧位X线片显示距骨接近垂直，距舟关节脱位，同时存在显著的前足背伸（图24.1a）。外观可见小腿明显增粗，但踝关节处又很细。足正位X线片提示距舟关节完全脱位且关节炎明显，骰骨外展角度明显增加，中足和前足相对没有退行性变，但存在明显的踇外翻畸形（图24.1b）。踝关节的正位X线片提示胫距关节对位良好，没有距骨倾斜，但存在明显的跟腓撞击，相对踝关节，前足明显外展（图24.1c）。术前MRI显示胫骨后肌腱完整。

患者诊断为包括距舟关节在内的距骨周围自发性脱位。这也被描述为一种"双轮车"畸形，提示出现慢性距舟关节脱位的同时伴随距下关节向外侧的脱位，即距下关节严重的外翻畸形（距下关节全部脱位后外翻）。

治疗

手术治疗包括部分距骨切除术（距骨体），保留距骨颈和距骨头。经腓骨入路，去除部分距骨体后，复位胫跟关节，纠正畸形。准备行胫跟关节融合术，使用髓内钉进行固定（图24.2a）。将剩余的距骨体去除软骨，咬骨钳咬碎后植入胫骨和跟骨之间的空隙中。

将舟骨与剩余的距骨做距舟关节融合术（图24.2b）。距舟关节两侧关节面均行软骨刮除、软骨下钻孔（2.0 mm钻头），并将软骨下骨凿成"鱼鳞状"，以促进融合。对前足踇外翻畸形使用锁定钢板行第一跖趾关节融合纠正（图24.2c），通过钢板近端锁定滑槽可以进行关节加压固定。

术后足部正位X线片显示前足第一跖趾关节对位良好，踝关节正位X线片显示足部与踝关节中线对齐，力线良好。通过经腓骨入路切除部分腓骨，去除腓骨撞击，因此腓骨肌腱在腓骨沟内压力明显减轻。侧位X线片显示足部恢复跖行，纵弓恢复，前足背伸畸形纠正。

术后嘱患者8周内不能负重，随后再佩戴踝关节固定靴至少8周，在20周时患者可以在内穿戴保护性踝足矫形器，在外穿鞋正常行走。

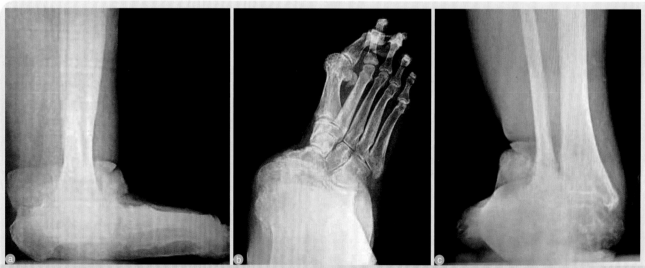

图24.1　a～c.距骨几乎垂直畸形，同时存在前足背伸和骰骨外展角度增加，前足明显外展到踝关节中线外侧，距舟关节完全脱位，距下关节向外侧脱位可见"双轮车"畸形，前足可见严重的踇外翻畸形

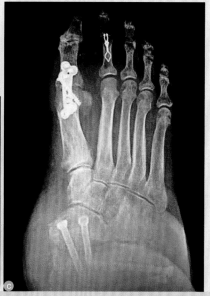

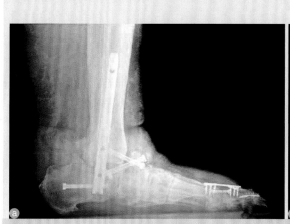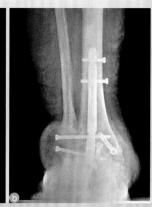

图24.2 a~c.经腓骨入路髓内钉固定恢复跖行足，X线片显示足纵弓恢复，足与踝关节对位良好

结果

尽管患者较为肥胖，但是她的依从性很好，没有提前下地活动。患者遵医嘱穿了整整一年的足踝矫形支具，当手术部位骨头完全融合后才改穿高帮鞋。患者虽然不能进行高强度活动，但恢复了正常的生活。患者另一只脚也是距骨周围半脱位，目前佩戴一个可调节的矫形器保守治疗。

经验和教训

这是由Melvin[1]描述的一种典型的自发性距骨周围脱位病例。它是一种由缓慢应力引起、非创伤性、非神经系统病变的一种关节脱位[2]，这种疾病一般见于肥胖患者，并且表现为长期扁平足畸形。随着年龄的增长和持续的力学刺激作用在支撑距骨的软组织结构上，项韧带、距跟骨间韧带和弹簧韧带发生退变并断裂，导致距骨从距舟关节处内收、跖屈并向前下移位。但距骨与载距突的相对解剖关系不变，所以距下关节后关节面会完全移位，Burns等也将其描述为"双轮车"畸形，说明距下关节缓慢向外侧脱位[3]。

长期、缓慢自然的发展使得骰骨外展角度增加，这表明跗骨中轴（跟骰关节）存在长期的内旋，这与距下关节旋前明显相关，两个关节同步进展造成其严重畸形。

对于脱位且不可复位的距舟关节，部分距骨体切除可以使踝关节、距下关节和中足力线对位对线恢复良好，对剩余的距骨颈和距骨头行距舟关节融合使前足与后足力线对齐，切除的距骨体可作为植骨材料。

基于患者的体重，髓内钉固定可以承担较大的剪切力，而且髓内钉也可以纠正后足力线。

附加病例：距舟关节融合术治疗自发性距骨周围脱位

病史

75岁白种人男性患者，表现为类似的病情，但距骨周围脱位的发生更迅速。患者自诉从小就有平足症，佩戴矫正器，但从来没有出现疼痛。该患者同样肥胖，在50岁以后才出现疼痛症状。无糖尿病病史，无神经病变，血供正常，踝关节周围有轻度凹陷性水肿。患者自诉没有任何征兆就感到右足严重疼痛，在两周时间内就出现行走困难，就诊于急诊科，行X线检查后提示："平足"畸形，没有骨折的迹象，初步诊断为"扭伤"，穿戴踝关节固定靴后，疼痛减轻。恢复后穿鞋，但一直感到"不舒服"，没有一双合适的鞋，佩戴矫形器也不能缓解。在6个月后患者选择再次来院治疗。

诊断和术前评估

经评估，患者右足无明显水肿迹象，在足弓内侧距骨头附近存在明显肿胀（图24.3）。从正面看，足部外观基本正常，似乎是一个正常的足弓（图24.4a），第二足趾与踝关节中心对齐。

侧位X线片显示距骨向前脱位并跖屈，距下关节呈向前半脱位状态（图24.4b）。正位X线片显示距舟关节完全脱位，没有明显的退行性病变，骰骨外展角度完全正常。

患者无周围神经病变，无外伤史，诊断为自发性距骨周围脱位。此例患者的特点是病情变化快。

治疗

施加外力可将中跗关节和距下关节复位，因此手术选择直接复位脱位的距舟关节后行关节融合术。术中当椎板撑开器放置于距舟关节时，距骨很容易复位。实际上，距骨就像一颗"松动的牙齿"，缺乏软组织韧带支撑（图24.5）。术中使用3枚4.5 mm的空心螺钉固定距舟关节（图24.6）。术后保持6周不负重，随后再佩戴踝关节固定靴下地活动6周，然后再更换为带有较深后跟和内侧足弓支撑的硬质矫形器。

结果

患者术后依从性非常好，因为高龄且身体状况一般，所以运动强度不高，最终关节融合良好。

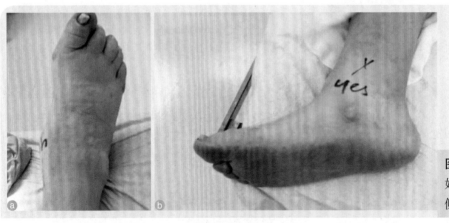

图24.3 a.足部外观显示力线相对良好，前足无外展畸形；b.距骨头向内侧突起

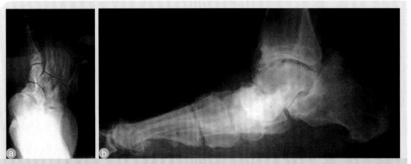

图24.4 a.韧带支撑结构的失效导致距骨周围脱位；b.距下关节后关节面向前半脱位

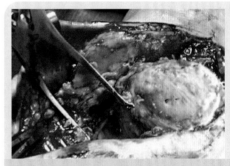

图24.5 使用椎板撑开器可纠正距下关节后关节面的前脱位，距骨就像一颗"松动的牙齿"

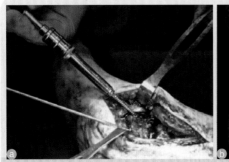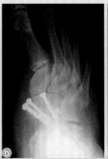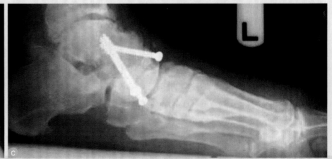

图24.6 a.固定距舟关节；b.单纯距舟关节融合；c.距下关节后关节面间接复位

经验和教训

这是另一例"自发性距骨周围脱位"[2]。与前一个病例相比，此病例的不同之处在于"病情进展程度很快"，通过病史和X线片可以区分两者的不同。此病例中，足外形看起来很正常，可见足部纵弓，前足没有外展的迹象，但是X线片显示距骨周围脱位。正如Sangeorzan所描述的那样，距骨从距舟关节处"脱落"，并向前、向内及足底脱位，"像一颗脱落的螺丝钉"一样[4]。在水平面上，舟骨没有旋转，所以骰骨的外展角度没有增加。

手术融合部位在距舟关节而不是踝关节，是基于临床查体时关节是否具有可复性决定的。术中可见距骨无可靠的韧带支撑[5]，会很容易脱位。术后侧位X线片显示距骨位置恢复良好，距下关节后关节面重新复

位。当然，也可以增加距下关节融合和跟骰关节融合来矫正畸形[6-9]。但从患者的运动水平和术后整体临床表现来看，单纯的距舟关节融合也是非常不错的。

（彭玉峰 译 尚林 校）

参考文献

扫码查看

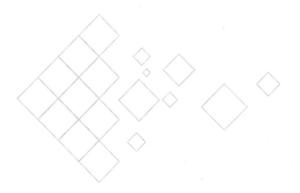

第 25 章

距骨颈闭合楔形截骨术治疗斜形距骨畸形

病史

13岁非裔美国男性患者，两年前出现双侧平足畸形伴疼痛。曾接受保守治疗，包括佩戴矫形器和物理治疗。目前患者不能参加体育活动，甚至在学校长时间站立和行走也存在困难。

诊断和术前评估

临床检查发现患者的双足为半僵硬的平足畸形，只有在踝关节完全跖屈时，距下关节和距舟关节才能手法复位。在坐姿非负重时，双足呈扁平状，纵向足弓的高度降低（图25.1a）。在Silfverskiold试验中，踝关节背屈为–10°[1]。

在站立位时，从足背观察可发现距骨倾斜伴明显的踇外翻畸形（图25.1b）。从后方观察跟骨时，"赫尔本征"阳性（译者注：指跟腱长轴与胫骨长轴的关系，如果跟腱长轴弯曲且位于胫骨长轴外侧，即"赫尔本征"阳性，提示跟骨存在外翻），跟骨外翻约30°；距下关节内侧隆起，脚跟不能完全触地，距骨头突出（图25.1c）。

足部侧位X线片显示距舟关节明显下沉，前足旋后，距骨颈短缩，没有距骨"鸟嘴征"和"C"形征（图25.2a）。

足正位X线显示，距骨内收（Harris-Beath角）显著增加，距骨未覆盖面积接近60%，骰骨外展角度增加，为12°。严重的踇外翻畸形，内侧楔骨相对于中间楔骨呈内收，但第一跖骨基底关节面却并未有明显的内翻（图25.2b）。

患者临床表现为斜形距骨畸形（眶顶筛板孔样病变），CT和MRI显示距下关节内侧无骨性联合存在。

治疗

首先，在冠状面进行开放的跟腱"Z"字延长术（Stewart手术，图25.3a）。其次，在横断面和矢状面进行双平面跟骨截骨术，采用阶梯镍钛钉固定，实现跟骨后结节内移和下移，以减少跟骨外翻并恢复跟骨自然倾斜（图25.3b）。

后足畸形得到矫正后，内侧足弓的矫正就集中在距舟关节的下沉。在距骨关节面正后方进行距骨颈闭合楔形截骨术（Grumbine手术，图25.4）[2-3]，用镍钛钉固定（图25.4c），然后纠正前足的旋后并用斯氏针来固定（图25.5）。

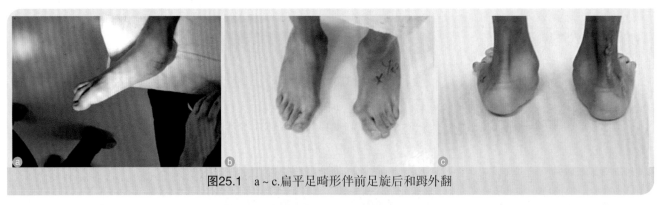

图25.1　a～c.扁平足畸形伴前足旋后和踇外翻

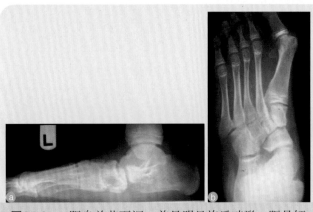

图25.2　a.距舟关节下沉，前足明显旋后畸形，距骨倾斜角明显增大；b.距舟关节脱位，骰骨外展角度增大

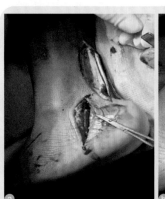
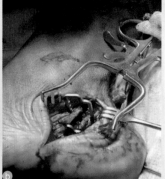

图25.3　a.跟腱"Z"字延长术；b.双平面跟骨截骨术

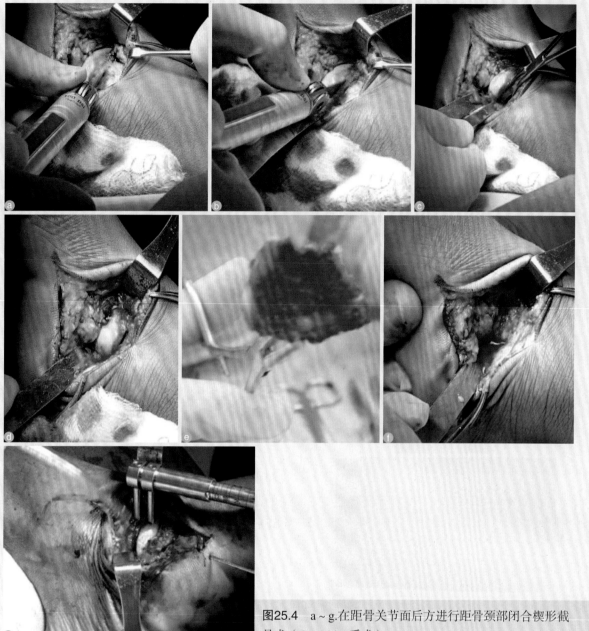

图25.4　a～g.在距骨关节面后方进行距骨颈部闭合楔形截骨术（Grumbine手术）

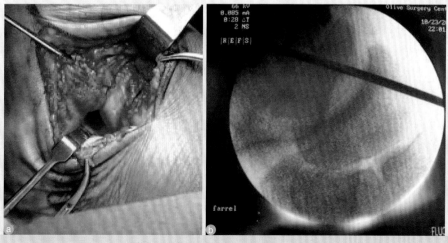

图25.5　a、b.距骨截后用镍钛钉固定，斯氏针用于固定复位的距舟关节

术后患者保持6周内不能负重，6周后取出斯氏针并穿负重靴保护6周。

结果

术后足正位X线片显示距舟关节完全恢复，骰骨外展角度恢复（图25.6a）。侧位X线片显示跟骨和距骨倾斜已矫正，距舟关节下沉和前足旋后已被纠正（图25.6b）。尽管足部畸形有所纠正，但足的整体仍旧比较僵硬。

患者术后恢复良好，6个月后做了右足手术，计划行Lapidus手术来矫正姆趾畸形，但患者没有选择姆外翻矫正。

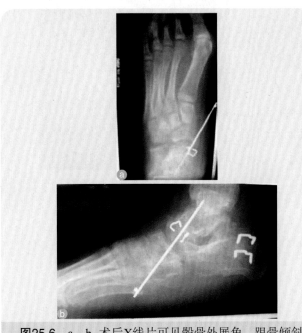

图25.6 a、b. 术后X线片可见骰骨外展角、跟骨倾斜角和距骨倾斜角均得到纠正

经验和教训

这是一例13岁儿童的严重扁平足（斜形距骨）畸形。这种畸形较为罕见，很难通过手术完全矫正畸形。等待骺板闭合是一个重要的考虑因素，然而跗骨已经发育完成，姆外翻畸形计划在骺板闭合后处理。因此，该病例计划分两期进行手术矫形。

由于畸形可复位，所以需要先松解挛缩的肌腱，因此采用了以下方法：跟腱的"Z"字延长术纠正严重的马蹄畸形，这样可以使足底更多地接触地面，改善踝关节背伸度数，另外，也可以恢复跟骨倾斜度；双平面跟骨截骨术可通过内移跟骨来矫正跟骨外翻，

通过下移调整跟骨倾斜。

在大多数青少年平足病例中，距舟关节下沉是罕见的，首先需要对距下关节活动度进行检查。"脚踏板样"的足部外观及僵硬的畸形常与年龄增长息息相关，这种情况需要排除有无跗骨联合（距骨"鸟嘴征"，"C"形征），该病例中通过MRI和CT扫描均未显示跟距骨桥或跟舟骨桥。

这个年龄段的儿童有此程度的畸形可以通过三关节融合术来解决。然而，从长远来看，关节融合会产生一些不良结果。三关节融合术后，舟楔关节与踝关节骨性关节炎发生的概率会增加[4]。因此，可以通过距骨颈截骨来保留关节的活动度。距骨颈截骨术是一种有效的手术方法。截骨术式是一种楔形闭合截骨，它在距骨横轴上进行，近端截骨线垂直于颈部，远端截骨线平行距骨头关节面，这样可以避免足背（胫前）动脉对距骨颈血供的影响，截骨完成后取出楔形骨块并闭合距骨颈部。虽然距骨颈截骨会发生内侧柱短缩，但是正如Batchelor所描述的，这种截骨在畸形矫正中是非常有效的，该病例术后足正位和侧位X线片有效证明了这一点。

前足的旋后畸形是距下关节旋前引起踝关节马蹄和跟骨外翻导致的代偿性结果[5]，足侧位X线片显示的跖骨重叠可以反映这种情况，将前足的旋后畸形纠正后使用斯氏针固定可解决这种畸形。

在大多数情况下，在完成马蹄和跟骨外翻矫正术后，距舟关节周围的软组织挛缩通常会得到缓解。另外，如本病例所示，为了保留距舟关节的旋转功能，可以将距舟关节复位纠正后使用斯氏针临时固定。在其他病例中，有时需要考虑延长胫骨前肌腱，因为长时间的畸形使胫骨前肌腱可能发生挛缩变短[6]。

（奉国成 译 尚林 校）

参考文献

扫码查看

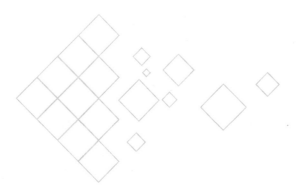

第 26 章

利用内侧切口行双关节融合术治疗
继发于类风湿性关节炎的重度距骨
周围脱位

足踝翻修手术挑战——基于病例的术式介绍

病史

64岁男性患者，有类风湿性关节炎病史。患者长期饱受疾病折磨，但从未得到有效控制。在第一次的检查中，左踝关节正位X线片显示踝关节周围大量软组织肿胀，以致无法评估骨性结构（图26.1）。因为患者明确诊断为类风湿性关节炎，所以使用泼尼松和生物反应调节剂依那西普控制滑膜炎的活动。治疗一段时间后再次检查，通过X线片可以看到软组织密度仍有增加，提示还有残留的关节滑膜炎活动；另外，左足侧位X线片显示距下关节脱位（图26.2a），足斜位片显示距舟关节脱位，伴有严重的骨质疏松（图26.2b）。

诊断和术前评估

在本病例中，我们看到了另一种导致距舟关节和距下关节脱位的情况。本病例继发于严重的类风湿

性关节炎，该病可以引起距骨周围软组织和韧带结构（颈韧带、距跟骨间韧带和弹簧韧带）的破坏，导致距骨塌陷[1-2]，最终引发摇椅足畸形。

治疗

针对该病例，通过内侧切口行距舟关节和距下关节融合（图26.3a）。胫骨后肌腱腱鞘伴随趾长屈肌腱走行并越过距下关节（图26.3b），伤口切开显露后首先是距舟关节的准备，用1.5 mm克氏针分别插入舟骨结节和距骨头颈处，用Hintermann克氏针撑开器撑开距舟关节，进行关节面处理；然后是距下关节的准备，克氏针放置在载距突和距骨头颈处，同样用Hintermann撑开器撑开距下关节前、中、后3个关节面[3-4]，依次处理完毕后对合所有关节并调整好力线，采用坚强内固定（图26.4）。术后允许患者部分承重，并立即进行康复理疗，以保持主要承重关节的力量和活动能力。12周后检查关节全部融合。

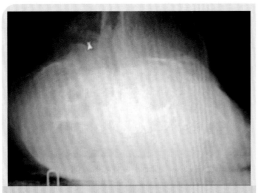

图26.1　非常严重的软组织肿胀，无法评估骨性结构

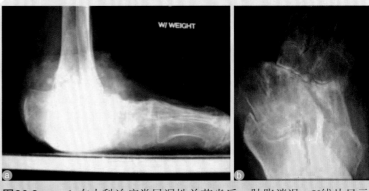

图26.2　a、b.在内科治疗类风湿性关节炎后，肿胀消退，X线片显示严重的骨质疏松，距舟关节和距下关节脱位，软组织密度增加表明还有残留的踝关节滑膜炎

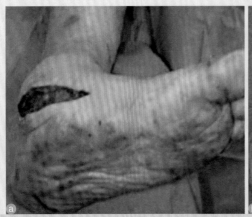
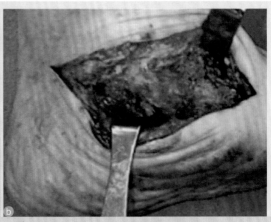

图26.3　a、b.经内侧切口行距舟关节和距下关节双关节融合术

第三部分

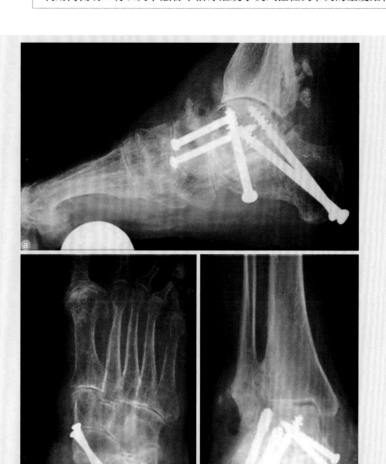

图26.4 a～c.术后X线片显示距下关节和距舟关节畸形矫正，内固定牢固

📁 经验和教训

对类风湿疾病在急性期使用生物制剂治疗已经是一种共识。有时我们会遇到一些没有经过任何治疗的患者，在这种情况下，进行内科治疗滑膜炎为首选。因为急性期患者术后感染的风险很高，而且伤口也不容易愈合。严重的骨质疏松会导致关节融合术的失败[5]。对于严重的平足畸形，可以采用内侧入路进行关节融合以复位距舟关节和距下关节，在这些病例中，不建议采用外侧切口来进行距下关节融合手术，这是因为术后伤口裂开的发生率很高[6]。另外，严重的类风湿性关节炎会使软组织条件变差，而且韧带破坏会导致关节松动，对于这种严重骨质疏松且松动的关节融合，首选非空心螺钉进行固定。

（奉国成 译 尚林 校）

◆ 参考文献 ◆

扫码查看

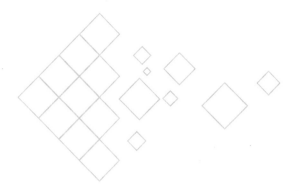

第 27 章

截骨联合大块植骨融合术治疗跟骨及距下关节畸形愈合

第三部分

病史

60岁男性患者，他自述大约10年前从屋顶上摔落，右足着地，导致右跟骨发生严重骨折。在医院检查后诊断为右跟骨关节内粉碎性骨折，因为骨折后表面皮肤出现大量血性水疱，所以他在医院住了14天。医生告诉他，骨折部位呈粉碎性，所以只能行关节融合手术。手术后伤口出现不愈合，虽然没有骨髓炎，但是医生担心伤口感染，所以治疗方案仍按照骨髓炎治疗，给予静脉滴注抗生素6周，近3个月后伤口终于愈合，期间做过一次植皮手术。在手术结束后的前几年，患者的脚能平踩到地上走路，然而在2~3年后他的脚开始逐渐变形，足跟不能着地。为了脚后跟能踩地走路，患者经常穿戴踝足矫形器并在矫形器里增加鞋垫。最近由于患者的踝关节前侧疼痛越来越严重，所以患者来寻求笔者的帮助。

诊断和术前评估

通过X线片可以发现患者距下关节畸形融合，并伴有严重的马蹄畸形和跟骨倾斜度丧失。中跗关节也做了关节融合，但只有跟骰关节完全融合，而距舟关节没有融合（图27.1）。患者的前踝疼痛是6.5 mm螺钉尾端撞击所致。查体发现他的足跟不能着地，只能用脚尖走路。血管检查正常。在腓肠神经支配的区域存在感觉丧失。从腓骨远端一直延伸到第四跖骨底部可见手术瘢痕，虽然已经愈合，但伤口周围存在硬性瘢痕，并伴有色素沉着；在距舟关节内侧可见第二道瘢痕，愈合良好。

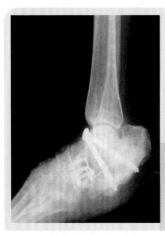

图27.1 右足跟骨关节内骨折切开复位内固定及距下关节融合术后残留严重的马蹄畸形

治疗

由于外侧瘢痕的原因，选择新的手术切口[1-2]，

手术采用俯卧位后侧（Gallie）入路（图27.2）。该入路可以清楚显露出跟骨畸形的矫正点。但是在俯卧位之前，必须先采取仰卧位，通过一个小的踝关节前侧切口，取出距骨颈的两个螺钉。

俯卧位切开皮肤后先显露跟腱，在矢状面进行跟腱"Z"字延长术。因为后踝瘢痕挛缩严重，所以必须将踝关节和距下关节瘢痕组织进一步松解；显露姆长屈肌腱近端，将其向内侧牵拉露出后踝和距下关节。

显露好跟骨后关节突及后结节，在跟骨后关节突后侧做跟骨截骨，截骨完成后将跟骨远端向下、向内平移并用克氏针临时固定，联合跟腱延长，恢复足部跖行。术前足跟外翻通过截骨也得到了纠正。

然后在透视引导下找到后方距下关节，用骨刀截开后用同种异体骨块进行植骨，植骨前用抽取的胫骨骨髓液浸泡异体骨块，最后用两枚螺钉固定。第一个6.5 mm全螺纹螺钉穿过异体骨块作为位置螺钉，不产生压力；第二个6.5 mm半螺纹螺钉用于对距下关节前侧加压固定（图27.3）。

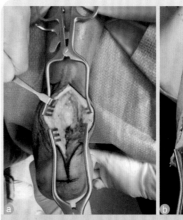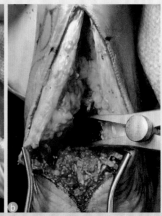

图27.2 a、b.患者俯卧位，经Gallie入路进入距下关节

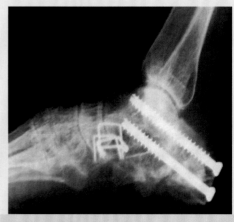

图27.3 术后X线片显示用6.5 mm螺钉固定同种异体骨块恢复足跟高度

结果

术后患者在8周内禁止负重，之后穿负重靴开始负重活动6周，最后更换为佩戴Arizona支具行走。伤口愈合良好，无并发症。目前患者在活动量增加时仍感到踝关节和中足疼痛，且活动仍然受限[3-4]，但他对能实现双脚行走非常满意。

经验和教训

这是一个多年前的病例，由于当时对跟骨关节内骨折的认识不足，因此没有采用CT检查，由于距下关节严重粉碎，笔者做了三关节融合术。现在回想，这是一例SandersⅣ型跟骨关节内骨折。

可以看到，距下关节发生了融合，但原始骨折线后方的跟骨结节部分没有被固定，这使得跟腱将没有固定的跟骨后结节向上牵拉，逐渐移位造成严重的马蹄足畸形，同时造成了跟骨的外翻畸形。而踝关节前方的撞击是由固定的螺钉尾部突出所致，距骨倾斜度的丧失是跟骨关节面的粉碎及后关节面塌陷造成的，这就逐渐产生了距骨颈前部的撞击[5]。

该病例涉及3种术式：①软组织（跟腱挛缩）松解[6-7]；②纠正严重的负跟骨倾斜角和跟骨外翻（跟骨双平面截骨术）；③恢复距骨倾斜角（直接植骨关节融合术）。后方纵向切口可以进行跟骨截骨并恢复其长度，而且不会对侧面陈旧的手术瘢痕产生张力。

中跗关节没有进行再处理。术后患者的持续不适可能继发于距舟关节骨不连，也可能是创伤性踝关节引起的。

（奉国成 译 尚林 校）

参考文献

扫码查看

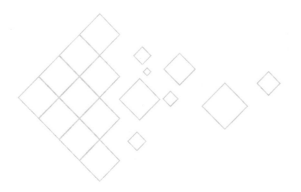

第 28 章

三关节融合术后畸形愈合合并严重
骨量减少的翻修

病史

62岁非裔美国女性患者，曾因创伤后骨性关节炎接受过三关节融合术。术后最初患者足部外形良好，但大约6个月后，足弓开始塌陷，行走时呈避痛步态，中足底部疼痛。为了缓解疼痛和能够行走，患者在加深的鞋子里增加了一个可调节的矫形器。

诊断和术前评估

查体发现，患者表现为摇椅足畸形，畸形僵硬且不可复。足部没有水肿，血管和神经检查正常。既往无糖尿病史，有心血管疾病和骨质疏松病史。

足侧位X线片显示三关节融合术后，距舟和跟骰关节上有多枚螺钉固定，在中跗关节水平存在摇椅足畸形[1-2]，距下关节由一枚螺钉固定。3个关节均实现了关节融合，但畸形愈合也是非常明显。此外，足部和踝关节的所有骨性结构均存在明显的骨量减少（图28.1a）。

治疗及结果

手术过程：首先拆除内固定，然后行跟腱延长术；截骨采用内外侧两个切口，利用导针定位，在距舟关节和跟骰关节之间截骨，在中足的跖侧截取一个楔形骨块，闭合截骨面以恢复中足正常倾斜角度[3]，然后将一枚长螺钉穿过第一跖骨和距舟关节进行固定，在跟骨后方由跟腱外侧置入另一枚螺钉以固定跟骰关节（图28.1b）。

术后患者保持非负重4周，再佩戴踝足固定靴4周，最后再更换为可调节矫形器固定。术后3年复查，患者恢复良好。

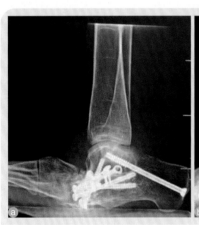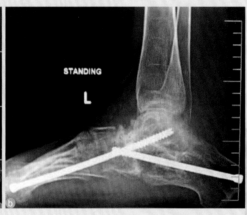

图28.1 a.严重骨量减少导致内固定失效；b.通过第一跖骨置入一枚长螺钉，并穿过距舟关节固定，另一枚螺钉固定跟骰关节

经验和教训

由于缺少原始的X线片，因此很难正确评估第一次手术前足部的情况。从病史上看，患者的足部患有严重的骨关节炎。首次手术虽然使用多枚加压螺钉固定，但螺钉位置过于集中导致骨量丢失。同时术中没有延长跟腱，这也可能对摇椅足的发生起了关键作用，而且一旦跟腱发生短缩，跟腱的作用力臂将变得更短，从而使跟腱的牵拉作用更加明显。

矫正摇椅足畸形，应将中跗关节作为矫形的CORA。关节融合方式（畸形翻修）有两种，即采取植骨的背侧开放楔形截骨术和跖侧闭合楔形截骨术[4-5]。在本病例中，笔者选择了跖侧闭合楔形截骨术，这样可以减少软组织张力。另外，本次手术采取了与初次手术相同的切口。

本病例内固定采用的是长螺钉固定，长螺钉髓内固定的优点是可以分散疏松骨质周围的应力。

（奉国成 译 尚 校）

参考文献

扫码查看

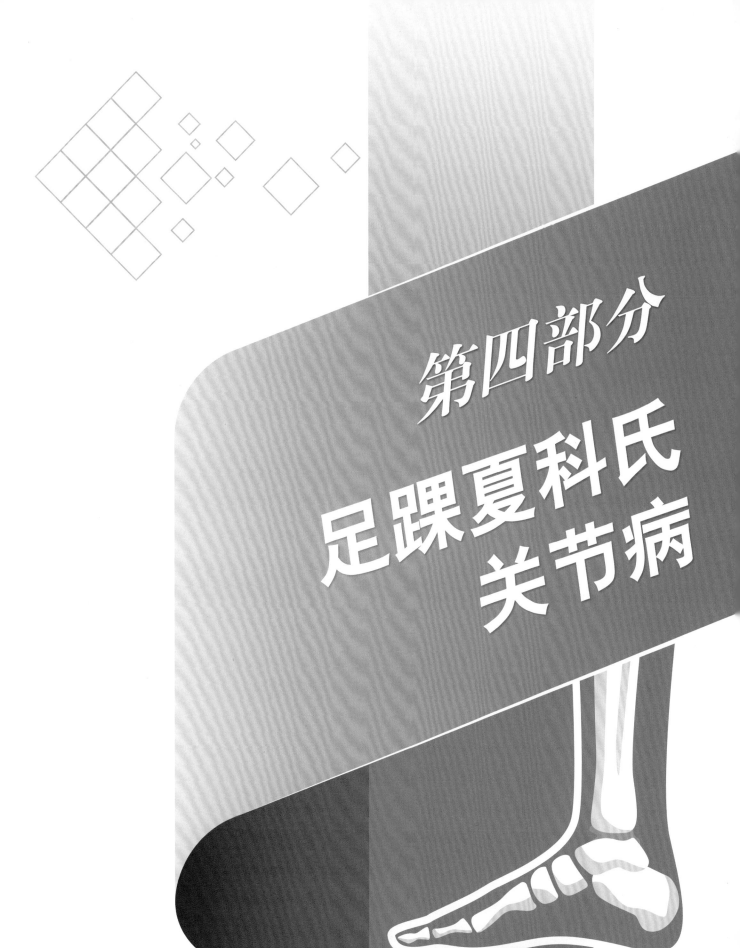

第四部分
足踝夏科氏
关节病

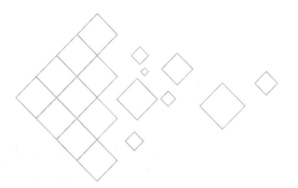

第 29 章

经中足闭合楔形截骨关节融合术
治疗神经性 Lisfranc 关节脱位

病史

46岁白种人女性患者，有长期的1型糖尿病病史及安装过冠状动脉支架。她因深静脉血栓而服用阿哌沙班治疗。最初是左侧中足出现了红、肿、热、痛，疼痛轻微，患者否认有创伤史，但有神经系统疾病。她最初被诊断为蜂窝织炎（图29.1），使用了抗生素治疗，但未见好转。X线片显示有微小的神经性Lisfranc关节脱位（图29.2），所以转至骨科继续治疗。

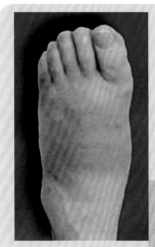

图29.1 左足最初诊断为蜂窝织炎；Lisfranc关节夏科氏关节炎，Eichenholtz I 期

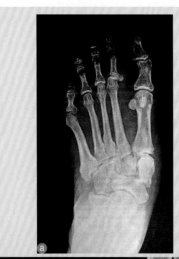

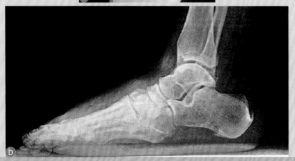

图29.2 a.左足Lisfranc关节自发性"轻度"脱位；b.第一跖楔关节跖侧轻度分离

医生给她打了石膏并且卧床4周，待软组织水肿消退后行切开复位内固定手术（图29.3）。

患者承认术后没有严格遵守医嘱，随着足部复位的丢失，足部畸形越来越严重，最后她选择佩戴夏科氏关节矫形保护鞋行走，但是医生告知她已经无太明显效果。

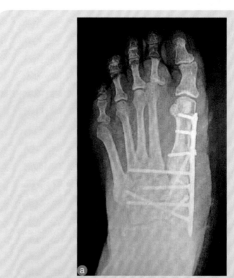

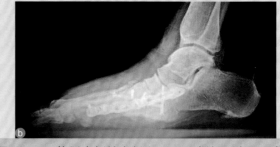

图29.3 a.使用内侧锁定板和3.5 mm螺钉固定；b.内侧柱明显不稳定，Meary角未恢复

诊断和术前评估

体检后发现患者前足有明显的内翻和外展。由于患者在等待肾移植，所以术前必须在跑步机上锻炼，但是她只能穿着夏科氏关节矫形保护鞋才能走路，不能穿正常鞋（图29.4）。

在她最初的X线片上笔者发现细微的Lisfranc关节近端损伤[1-2]，内侧楔骨旋转（图29.2a）。"Notch征"阳性，术后的正位X线片可见力线良好，但是在侧位片上，可见明显的舟楔关节对合不良（图29.2b），内侧柱后方不连续[3]。

大约6个月后的X线片显示内固定完全失效，前足第一、第二、第三跗跖关节明显外展（图29.5a），内侧楔骨出现缺血性坏死，中间楔骨脱位，侧位X线片显示舟楔关节融合失败和前足旋后（图29.5b）。

治疗

首先沿着足内侧从内踝尖至第一跖骨做切口，取出内固定，找到胫骨前肌腱后先在止点做切断，最后用锚钉再固定，随后松解腓肠肌；行跟骨截骨（Koutsogiannis）术治疗后足外翻，然后经楔骨和骰骨行闭合楔形截骨术（图29.6），然后用6.5 mm的空心钉及1/3管型锁定钢板行第一跖楔关节和舟楔关节融合术（图29.7）[4]，畸形矫正满意后再使用环形外固定架加强固定（图29.8）[5]。

术后12周内禁止负重，随后拆除外固定架并让患者开始佩戴踝足固定靴，在助行器辅助下开始活动，持续12周，然后再改用Arizona支具。

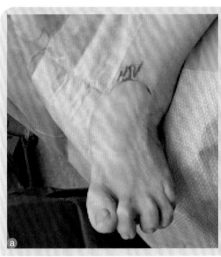
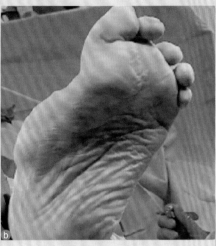

图29.4　a、b.术前可见中足严重僵硬且外展畸形

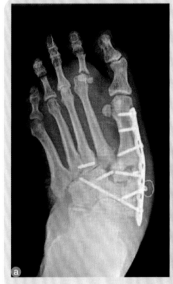
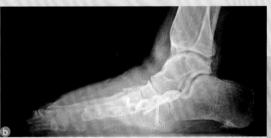

图29.5　a.X线片显示前足明显外展，内侧楔骨缺血性坏死，中间楔骨脱位；b.舟楔关节对合不良伴有前足旋后

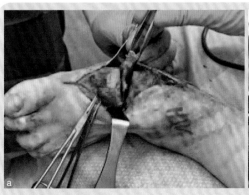
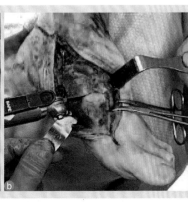

图29.6　a、b.经舟楔关节和骰骨行闭合楔形截骨术

第四部分

133

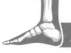
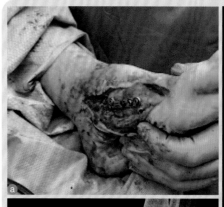

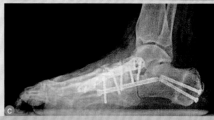

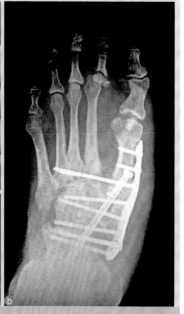

图29.7　a、b.截骨处使用1/3管型锁定钢板及螺钉内固定，固定节段包括距舟关节；c.侧位片可见Meary角恢复

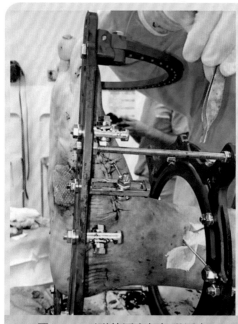

图29.8　环形外固定架加强固定

结果

患者术后恢复良好，无术口并发症，也无针道感染。她在术后第8个月通过了跑步机测试，顺利接受了肾移植。

经验和教训

总的来说，目前对于Eichenholtz I 期夏科氏足的最佳治疗方案仍存在争议，当前的做法往往是Ⅲ期之前不允许负重。降钙素、双膦酸盐和骨刺激一直被认为有辅助作用，然而，所有治疗并不能改变疾病的进展。Lisfranc关节"轻微"神经性损伤表现为早期自发性脱位。在第Ⅲ期通常出现不稳定，而负重往往会导致中足摇椅足畸形，最新的观念是将这种神经病变关节"去神经化"处理，这包括"坚强"切开复位内固定，所以该患者选择了手术治疗。另外需要解决的问题是：①由于糖基化而僵硬的马蹄足在以中足Lisfranc关节为中心的力臂较短引起压力增加[3、6]；②该病例之前行切开复位内固定，但由于力线不良，

神经性关节之间无法骨性愈合，所以再次翻修时必须考虑在病变关节外扩大固定范围和关节融合范围，甚至包括整个内侧柱[5]；③由于近端存在畸形，内侧柱和中间柱的稳定只能通过关节融合术来实现。

对内固定的保护必须辅以环形外固定架加强。这样既可保护足部矫形效果，也可以在外固定架保护下提前负重。

（王成勇　译　奉国成　校）

参考文献

扫码查看

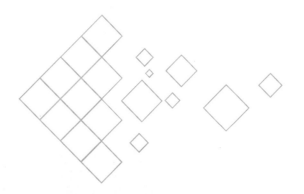

第 30 章

经舟楔关节楔形截骨治疗
夏科氏足畸形

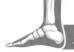

病史

46岁白种人男性患者，左足有长期的肿痛病史。患者主诉大约在9个月前，他就注意到左脚会出现肿胀，后来因滑倒扭伤足部，送至当地医院急诊检查，X线检查未见异常，诊断为踝关节扭伤。但是肿胀和轻微疼痛持续不缓解，于是他到足科就诊，诊断为夏科关节病，医生嘱咐他不能负重，日常活动时采用膝盖滑板车辅助。这次诊断距离患者第一次扭伤已经过去了8个月，到目前为止他一直在使用膝盖滑板车。

患者有胰岛素依赖型糖尿病，大约两年前他还接受了肾移植。患者因肾移植后出现左腿深静脉血栓和肺栓塞，所以一直在服用华法林，并且放置了下腔静脉滤网，目前无特殊情况。

神经学检查发现在患者踝关节以下有严重的感觉神经、自主神经和运动神经病变。患者双侧小腿的5.09 g Semmes-Weinstein单丝试验阳性，Lewis试验异常。足背动脉和胫后动脉搏动良好，多普勒检查显示三相波，动脉压正常。

诊断和术前评估

经评估，患者被诊断为Eichenholtz Ⅲ期夏科氏足畸形。他起初因内侧楔骨足底部形成了溃疡被转诊至笔者科室[1]，溃疡大小为4.0 cm×3.2 cm，深达关节囊。在X线片上，可见Schoen Ⅰ型夏科氏足畸形，第一跖楔关节脱位，第一跖楔夹角为24°，并伴有第一至第四跖骨基底、楔骨和骰骨的缺血性坏死伴骨吸收（图30.1a、图30.1b）[2-3]。后移力线正常但中足跖屈畸形，并且前足外展也严重影响穿鞋（图30.1b、图30.1c）。

治疗

术前5天停用华法林改用依诺肝素。在踝关节水平使用止血带，行伤口清创手术，术后使用全接触石膏，术后6周伤口愈合；然后按计划行第二次手术，术中稳定中跗关节和距下关节。

首先行腓肠肌松解，然后经舟楔关节行闭合楔形截骨，通过内侧柱截骨矫正摇椅足畸形，近侧截骨线平中跗关节，远端截骨线通过跖楔关节基底部，之后从第一跖骨和第四跖骨分别置入直径7.0 mm、5.5 mm

的螺钉加压固定（图30.2）[4-5]，从第一跖骨至距骨背内侧放置一块锁定钢板固定内侧柱，距舟关节和跟骰关节也做了关节融合（图30.3）。

最后再安装环形外支架加强固定（图30.4），保护性负重12周[4]。外固定架移除后，使用踝关节固定靴负重行走12周，随后再更换为踝足矫形器。

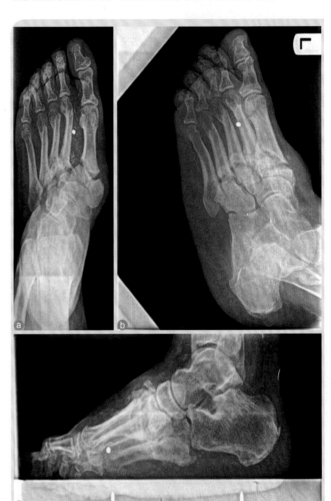

图30.1 a~c.神经病变引起关节脱位和第一至第四跖骨基底部缺血性坏死导致足外翻畸形

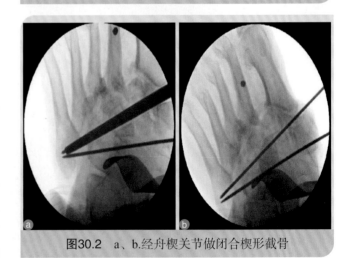

图30.2 a、b.经舟楔关节做闭合楔形截骨

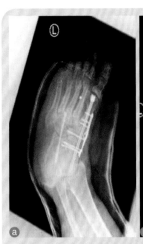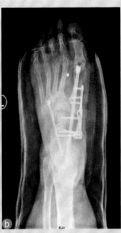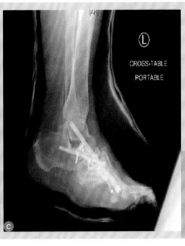

图30.3　a~c.行跟骰关节和距舟关节融合术矫正畸形。用螺钉分别经第一跖骨和第四跖骨固定，并使用背内侧钢板跨关节固定

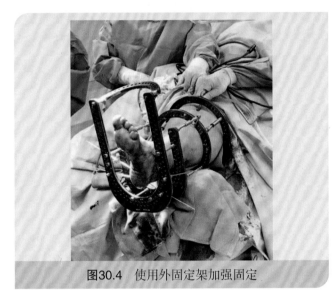

图30.4　使用外固定架加强固定

由于第一跖楔关节失去稳定性，中足在内侧楔骨处承重。

当第一跖楔外展畸形超过15°时，最好采用中足楔形截骨术，这些严重外展畸形的复位有时可能需要植骨。另外，对于神经病变的关节脱位，通常更容易出现骨不连和不稳定。

Sammarco指出扩大固定和融合的范围是治疗神经病变性足畸形的一项基本原则[5]。通过使用锁定钢板和螺钉长范围固定有助于抵抗扭转和剪切力，保护内侧柱的稳定性。

（王成勇 译　奉国成 校）

结果

患者术后恢复良好，脚掌可落地行走，跟骰关节虽然没有成功融合，但没有症状。

经验和教训

本例患者的畸形似乎自相矛盾，在侧位X线片上，呈跖行足，具有良好的纵弓。但临床查体发现

参考文献

扫码查看

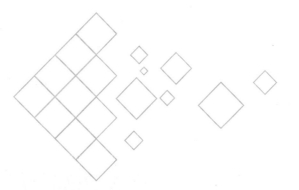

第 31 章

后方肌腱群延长和关节囊切开联合第四、第五跗跖关节融合术治疗严重夏科氏足踝关节畸形

足踝翻修手术挑战——基于病例的术式介绍

病史

68岁白种人女性患者，有长期的夏科氏骨关节病病史。从足底到骰骨部位有大面积溃疡。患者长期保守治疗，包括佩戴夏科氏关节矫形稳定靴。她还患有胰岛素依赖型糖尿病，糖化血红蛋白为7.6%。神经检查发现保护性感觉丧失，小腿5.07 g Semmes-Weinstein单丝试验阳性，患者足部血管血流灌注良好，足背动脉和胫后动脉可触及，多普勒呈三相波。

诊断和术前评估

患者足跟不能着地，呈僵硬马蹄畸形（图31.1a），足底呈摇椅足畸形（图31.1b）。在负重点骰骨底部有2 cm×2 cm浅表溃疡，已干燥，但是已两年多未愈合。骨髓炎细菌培养结果为阴性，血清学检查在正常范围内。

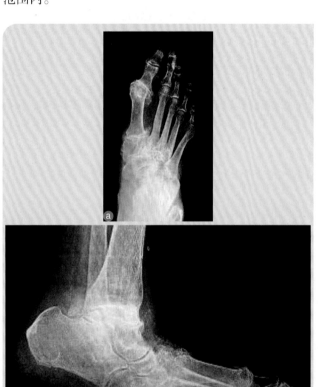

图31.1　a、b.僵硬的马蹄足伴摇椅足畸形

治疗

该马蹄足患者合并严重的比目鱼肌、腓肠肌挛缩。在切口之前使用贴膜隔开足底溃疡。第一步，在冠状面行跟腱切开"Z"字延长术[1-2]；第二步，彻底松解踝关节后关节囊和距下关节[3]；第三步，矢状面

行跟骨截骨（图31.2a、图31.2b）[4]。将足跟放平后就需要处理跗跖关节脱位。骰骨位于成角旋转中心，因此骰骨是足底承重的受力点，这可通过第四、第五跗跖关节融合术解决（图31.2c）[5-6]，关闭伤口前所有伤口均使用1 g万古霉素。

术后患者12周内不能负重，之后再佩戴足踝固定靴12周，最后再进行物理治疗，训练下地行走。

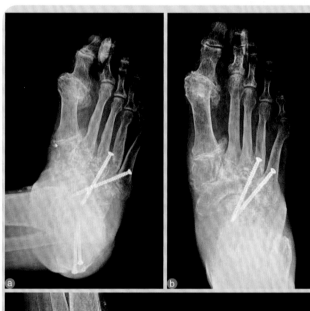

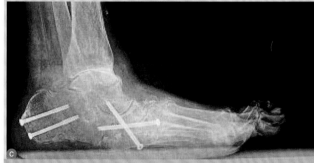

图31.2　a.跟腱、踝关节后侧和距下关节松解；b.跟骨截骨；c.第四、第五跗跖关节融合术后

结果

该手术非常成功，患者本人说她"重获新生"。起初她使用Arizona支架，经过一段时间物理治疗后，她最终可以佩戴一个可调节的足部矫形器行走。

经验和教训

这是一个相当罕见的夏科氏足部畸形病例。严重的摇椅足畸形继发于美拉德反应导致的跟腱糖基化[7]，因此产生关节僵硬和挛缩，摇椅足畸形的CORA在骰骨。在这种情况下，为了让脚跟负重，解

第四部分

决马蹄足的问题，需要充分松解踝关节后方和距下关节的关节囊，使受力点重新回到足底。通过术后的影像学检查可以看到，内侧柱的舟楔关节仍然对合不良，但是足部已经恢复了跖行，通过第四、第五跖骨与骰骨间关节融合使得足底不再突起。第四、第五跖骨相对骰骨向背侧半脱位，因此需要切除底部部分骨质才能使关节对齐，另外，可以让足部外侧承重部分恢复到与抬高的内侧柱平行的程度。

（王成勇 译 奉国成 校）

参考文献

扫码查看

第四部分

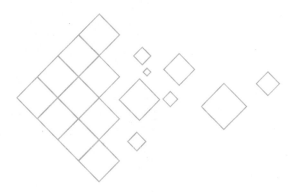

第 32 章

切开复位多枚四皮质胫腓联合螺钉
固定治疗神经性踝关节骨折

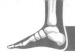

病史

61岁胰岛素依赖型糖尿病女性患者，她在花园的人行道上不慎摔倒后被送进急诊室。患者的右脚踝被诊断为旋前外展型骨折双踝骨折（图32.1）。患者的糖化血红蛋白为9.6%，在急诊室进行了闭合复位石膏托固定（图32.2）。转到骨科后医生决定保守治疗，并把她转诊到专业护理机构（skilled nursing facility，SNF）。因为考虑到在糖化血红蛋白太高的情况下行手术治疗风险大，所以给她使用全接触石膏治疗。

3周后取下石膏并进行X线检查，发现踝关节复位丢失，且内踝处出现了溃疡（图32.3）。

神经检查发现患者丧失了下肢保护性感觉，小腿无法感知5.09 g的Semmes-Weinstein单丝。血管灌注正常，多普勒检查显示正常的三相波形。患者4年前因为患心肌梗死而放置了心脏支架，心脏评估无异常。

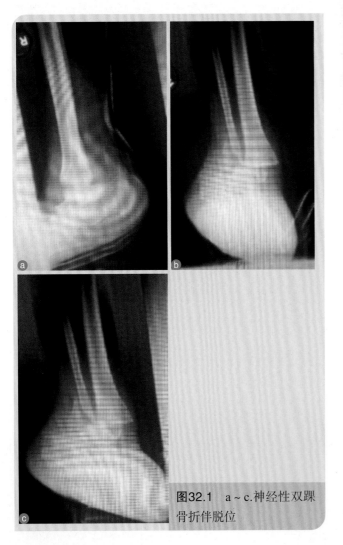

图32.1　a～c.神经性双踝骨折伴脱位

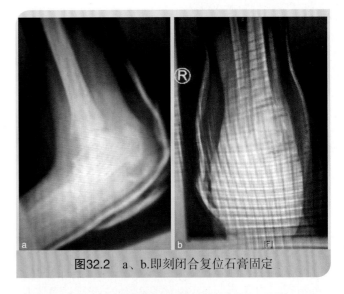

图32.2　a、b.即刻闭合复位石膏固定

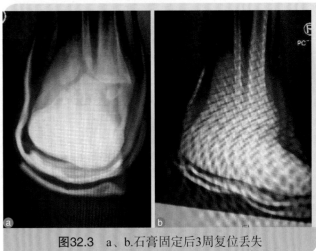

图32.3　a、b.石膏固定后3周复位丢失

诊断和术前评估

该患者表现为不稳定的神经性双踝骨折，我们很难理解受伤时为什么不进行切开复位内固定治疗，9.6%的糖化血红蛋白只是手术中的一个危险因素。

患者升高的糖化血红蛋白和严重的神经性关节骨折都需要积极治疗和切开复位，而且这种切开复位需要扩大固定范围，坚强的固定才能给踝关节提供足够的稳定。

治疗

使用加长的8孔解剖锁定钢板复位固定腓骨，由于骨折已有5周，复位非常困难，需要充分剥离腓骨。使用2 mm的斯氏针将距骨固定在踝穴中[1]，将踝关节固定在90°位置后使用大的复位钳固定下胫腓

第四部分

联合，通过钢板使用多枚3.5 mm四皮质螺钉固定，以确保下胫腓联合稳定（图32.4）[2]。内踝处溃疡面积约为4.5 cm×3.5 cm，已干燥结痂无渗出，为避免接触内踝溃疡，使用敷贴隔离开。内踝经皮使用4.0 mm×60 mm的加长螺钉固定，腓骨外侧切口缝合前使用2 g万古霉素粉。患者16周内禁止负重，术后8周取出斯氏针并开始等长收缩训练，16周后使用可负重石膏固定6周，最后再改用Arizona支具。

红蛋白水平仍高，但没有出现术口感染或裂开的迹象。患者可以在家无保护的情况下走动，出门时佩戴Arizona支架。

经验和教训

在这种类型的损伤中，传统的下胫腓联合需要三皮质的螺钉固定，但神经性踝关节骨折比较复杂，需要使用比常规固定更牢固的固定方法[3-6]。

最重要的是，在出现保护性神经感觉丧失的情况下，通过增大固定范围来增加距骨及下胫腓联合的稳定性[1]。在受伤5周后再进行手术干预，术中需要完全松解腓骨断端，并恢复其长度，进行解剖复位。对于内踝骨折，虽然最好的方法是切开清理骨折处的碎骨并解剖复位，但本病例因为局部有溃疡而选择经皮螺钉固定，内踝螺钉应尽量穿到胫骨外侧皮质。第一枚螺钉应在前丘中部进钉，然后将第二枚螺钉在内踝沟附近进钉[7]，两枚螺钉交叉旋转拧入以免骨块的移位。用2 mm斯氏针将距骨固定到胫骨，使用加长的腓骨锁定钢板，多枚四皮质下胫腓联合螺钉，长的双皮质内踝螺钉固定是必要的。

另外需要强调的是，在非负重情况下的肌肉等长运动在康复过程中至关重要。

（王成勇 译 奉国成 校）

参考文献

扫码查看

图32.4 a、b.使用1/3管型锁定钢板和四皮质螺钉固定下胫腓联合，用两枚平行螺钉经皮固定内踝；c.使用2 mm斯氏针将距骨固定在踝关节和距下关节上

结果

术后患者骨折恢复得特别好，尽管她的糖化血

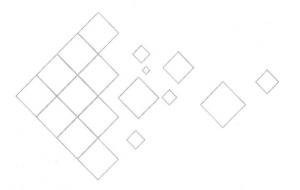

第 33 章

神经性踝关节骨折髓内钉融合技术

病史

84岁白种人女性患者，在自家花园不慎摔伤左侧踝关节被急诊送入院。患者自诉自己从花坛边上摔落着地且听到"砰"的一声，但是她没有感觉到疼痛，随后看到自己左踝关节开始左右晃动且出现肿胀，然后通知她的女儿将她紧急送到急诊科就诊。

患者有2型糖尿病和冠心病病史，且已经安装心脏支架12年。6年前戒烟，糖化血红蛋白为9.2%。

查体可见左下肢肿胀且有皮下瘀斑，足背动脉可触及，毛细血管充盈试验小于3 s，Semmes-Weinstein单丝检测下肢保护性神经感觉丧失（5.07 g）[1]，踝关节脱位，足部功能丧失。

诊断和术前评估

X线片显示左踝关节三踝骨折，Lauge-Hansen分型为旋后外旋型Ⅳ度（图33.1）[2]，骨量明显减少，CT扫描显示后踝为Volkmann骨折[3]，骨折面积占整个胫骨关节面的40%（图33.2）。

尝试闭合复位后透视仍显示部分骨折移位和关节脱位（图33.3）[4]，考虑到患者高龄、严重的神经病变、过高的糖化血红蛋白及显著的骨质疏松，计划行初次踝关节融合术。

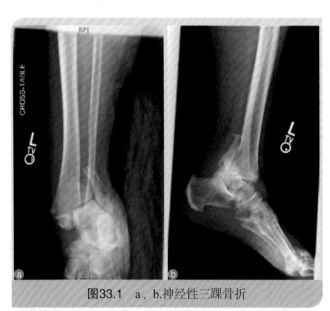

图33.1　a、b.神经性三踝骨折

治疗

受伤后24小时内进行了手术。首先在踝关节前方做小切口，用撑开器撑开关节间隙后去除胫骨和距骨表面软骨，软骨下钻孔并用骨刀凿成鱼鳞状，最

后对合踝关节并调整力线。融合方式采用经皮髓内钉固定，髓内钉长度选用300 mm，距下关节未做处理（图33.4）。

术后患者在12周内不能负重，12周后佩戴踝关节免负重支具开始负重行走3个月，最后再更换踝足支具。

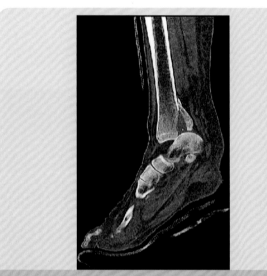

图33.2　CT扫描显示后踝移位骨折块占胫骨远端面积超过40%

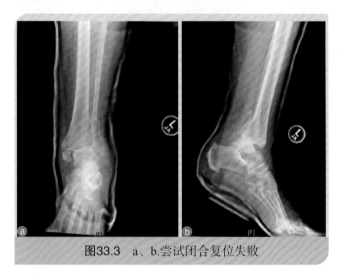

图33.3　a、b.尝试闭合复位失败

结果

术后患者恢复得相当好，最让她开心的是能够重返花园工作。术后未发生伤口并发症，踝关节融合得相当不错。

经验和教训

合并严重的潜在神经病变的踝关节骨折必须从不同的角度进行评估，而不是采用常规的手术治疗。考

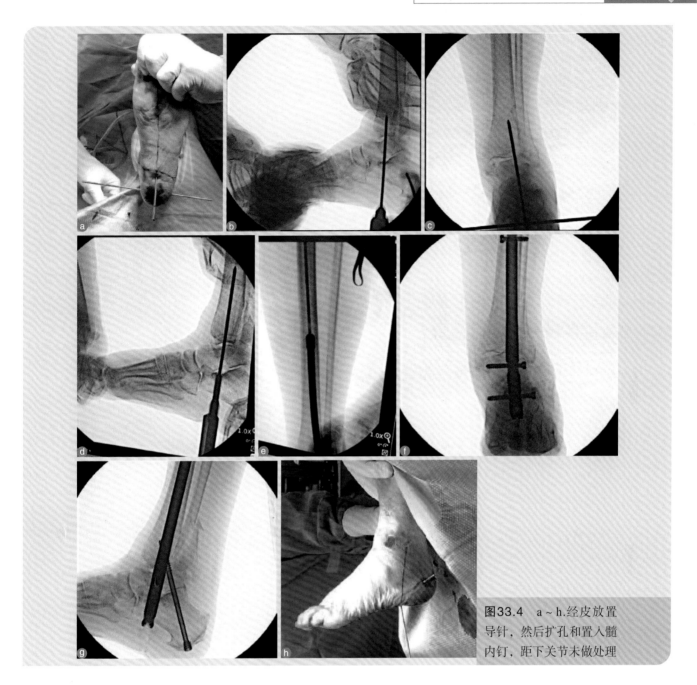

图33.4 a~h.经皮放置导针，然后扩孔和置入髓内钉，距下关节未做处理

虑到该患者84岁高龄、严重的神经病变、9.2%的糖化血红蛋白及骨质疏松的情况，需要3个大切口的常规切开复位内固定手术一定不是最优选择[5-8]，而其治疗目标首先是让患者术后获得一个能稳定行走的跖行足。因此，一个有限切开的初次踝关节融合才是首选方案。神经性踝关节骨折的主要关注点是踝关节的稳定、伤口的愈合及距骨血运的保护[9]。如果骨折内固定失败，再脱位和持续的神经病变将会导致距骨的无血管化加重并持续吸收溶解，会进一步破坏足踝部的稳定性[9-10]。在本病例中，广泛的剥离会导致感染风险增加，伤口愈合也因过高的糖化血红蛋白而难以预料[11-13]。尽早进行手术处理（24小时内）可以避免由骨折移位导致更严重的肢体肿胀，另外，手术切口可以释放踝关节内的压力，使肢体远端组织内的毛细血管压力减轻，从而保护肢体远端血供。

（卜鹏飞 译 秦国成 校）

◆ 参考文献 ◆

扫码查看

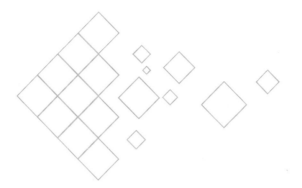

第 34 章

距骨切除胫跟融合术治疗继发于遗传性运动感觉神经病的终末期僵硬性马蹄内翻足

病史

73岁白种人男性患者，表现为严重的马蹄内翻足畸形。患者既往无糖尿病病史，除了高血压和高脂血症外，总体上没有其他问题。患者自诉在他近30岁时出现了足弓变高，并在随后的几年里逐渐加重[1]。最初的问题是脚底溃疡的出现，第一处在第五跖骨头下方，已经做了第五跖骨切除术；第二处是在第五跖骨基底部，溃疡已经导致了骨髓炎。患者陈述已经静脉输注了6周的抗生素；在手术切除第五跖骨以前他的脚就已经出现了歪斜，在手术后其实脚的畸形依然存在，在手术后的4年中一直佩戴踝关节支具行走，此次就医希望重新做矫形手术。

诊断和术前评估

血管超声提示在足背动脉和胫后动脉2/4处有血流显像，动脉多普勒可探及三相波形。Semmes-Weinstein单丝检测下肢保护性神经感觉丧失（5.09 g）[2]。神经检测结果提示患者足部为夏科关节，但这在之前并未确诊[3-4]。

足正位和斜位X线片显示足部呈内翻内收畸形，可见中足、第一至第四趾及第五跖骨残留部分，Meary角的相交点位于距舟关节（图34.1a、图34.1b）；侧位X线片可见明显的高弓（图34.1c）。踝关节前后位X线片显示严重的距骨倾斜和踝关节骨性关节炎（图34.1d）；临床大体照反映了影像学畸形（图34.2）。

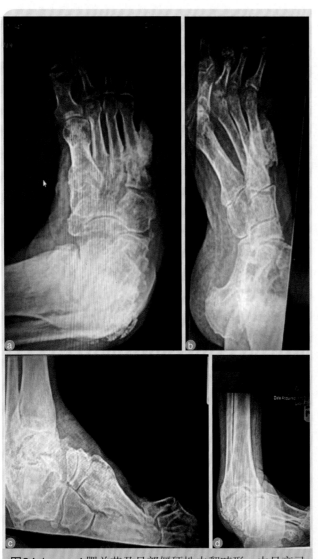

图34.1 a～d.踝关节及足部僵硬性内翻畸形，中足高弓畸形，踝关节严重脱位伴骨性关节炎

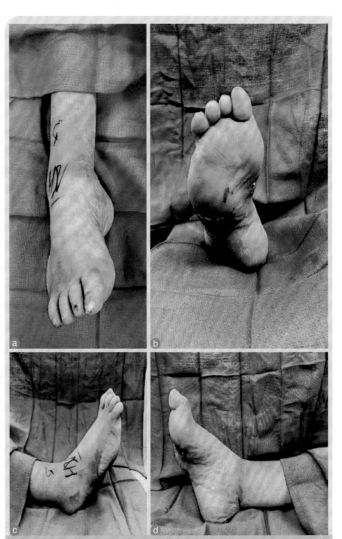

图34.2 a～d.踝关节及足部僵硬性内翻畸形临床大体照片，之前的第五跖骨切除术导致出现足底外侧骨性突起，继而引发溃疡和骨髓炎

本病例最后诊断是僵硬性高弓马蹄内翻足畸形，继发于遗传性运动感觉神经病［又称夏科–马里–图思病（Charcot-Marie-Tooth disease，CMT）］Ⅰ型[5-6]。

治疗

该畸形是僵硬性畸形，治疗目标是经腓骨入路做距骨切除[7]。首先，经外侧切口显露腓骨并切除，最终暴露距骨，切除的腓骨在骨磨机里磨碎后可用于自体骨移植（图34.3）。

其次，行距骨切除，距骨切除后可同时纠正踝关节和距下关节水平的畸形（图34.4）[8-10]，纠正足底平行后行胫跟融合术，将自体和异体骨混合，再与自体骨髓穿刺液混匀后填充于胫跟融合处（图34.5a～图34.5c），胫骨前侧和舟骨之间的空隙也用植骨填充（图34.5d）。

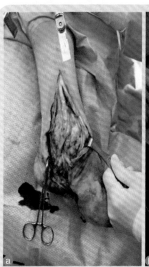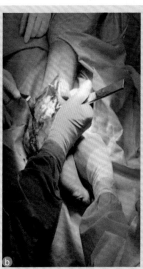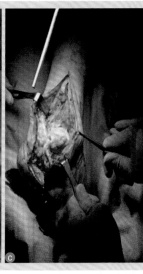

图34.3　a.经外侧腓骨入路（右踝关节）；b.用骨刀截断腓骨远端；c.暴露踝关节外侧和距骨

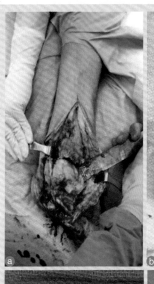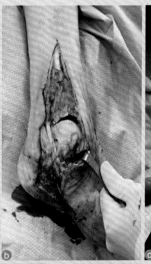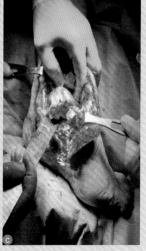

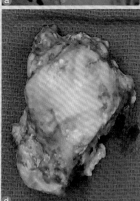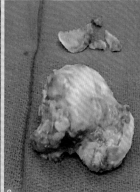

图34.4　a、b.显露距骨体；c.切除距骨；d、e.完整切除的距骨

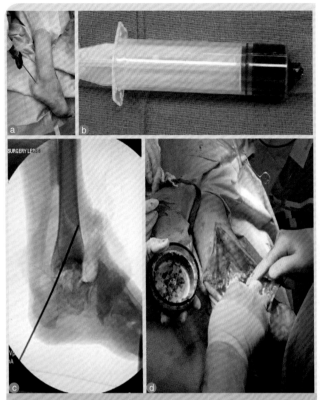

图34.5 a.用Jamshidi针在跟骨抽取骨髓；b.获取的跟骨骨髓；c.透视背侧缺口处用自体骨和骨髓紧密植骨；d.在胫舟间隙植入自体骨和骨髓

用直径6.5 mm的空心螺钉自跟骨向胫骨加压固定（图34.6），然后在外侧放置一块锁定板加强固定，放置固定板前先将胫跟外侧部分骨质切除修理平整（图34.7）。

术后患者在14周内不能负重，之后开始佩戴踝足固定支具行走，佩戴时间为16周（图34.8）。

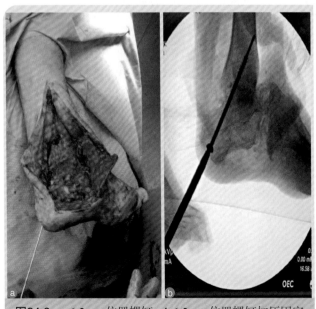

图34.6 a.6.5 mm位置螺钉；b.6.5 mm位置螺钉加压固定

X线片显示足部获得了一个良好的骨性排列和跖行足，胫舟跟关节融合、外侧固定板和6.5 mm空心螺钉位置良好（图34.9），之后再佩戴一段时间的踝足矫正器。最终，患足穿戴一个鞋底垫高了5 cm的鞋，这样可以抵消双侧肢体长度上的差异。

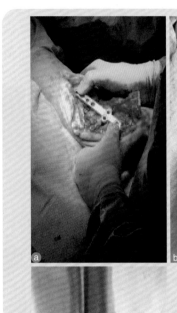

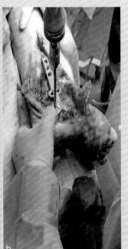

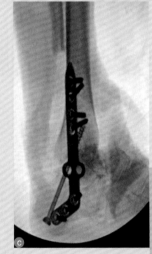

图34.7 a.放置外侧解剖锁定板；b.外侧解剖板进行固定；c.术后足部X线片

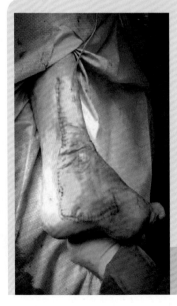

图34.8 术后见右足畸形矫正并恢复跖行足

第四部分

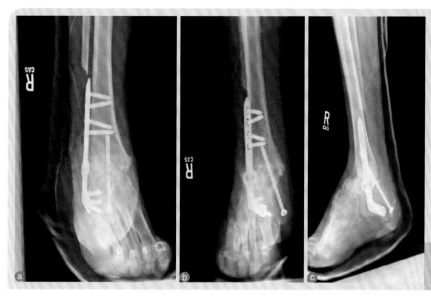

图34.9　a～c.X线片显示胫舟跟关节融合、内固定板和螺钉位置良好

结果

　　该患者恢复得非常好，对自己的结果非常满意。他的溃疡没有复发，并且他对能够借助适配鞋行走感到高兴。

经验和教训

　　该患者在转诊后被告知为夏科氏关节病。虽然他没有罹患糖尿病，但是夏科氏关节畸形也可继发于周围神经病变；另外，本例患者高弓马蹄内翻足畸形由暂未明确的遗传性运动感觉神经病 I 型引起。通过X线片可以看到除被切除的第五跖骨，没有其他骨破坏的迹象。

　　该患者因长期罹患遗传性运动感觉神经病，其在30岁以后出现患肢胫骨后肌和腓骨长肌的肌力强于腓骨短肌和胫骨前肌，平衡被打破，逐渐出现足部畸形[3]；另外，当第五跖骨因为骨髓炎而被切除后导致腓骨短肌的止点缺失。以上两种因素最终导致僵硬性高弓马蹄内翻足畸形的出现。

　　在X线片上可以看到Meary角的相交点位于距舟关节，这提示存在中足的高弓[11]。在遗传性运动感觉神经病病例中，Meary角的交点从来不会位于距舟关节的近端，这是受到了尚未病变的小腿三头肌的约束作用而致。

　　由于跟腱（比目鱼肌、腓肠肌）功能相对正常，再加上胫骨后肌腱和腓骨长肌腱的牵拉，导致出现距下关节内翻和中跗关节内收畸形，另外腓骨长肌使得第一跖骨过度跖屈。距骨外展和背伸（此时旋后动力系统已经丧失）及踝关节的稳定需要更多的外旋才能完成。影像学上可以看到腓骨后移，这种变化导致距骨半脱位和踝关节更加不稳定。

　　在遗传性运动感觉神经病疾病中，随着肌肉动力系统的丧失，相对应的肢体远端保护性感觉神经也会受到损害，因此在这种病例中，通过关节融合术恢复跖行足才是最好的选择。

　　外侧解剖锁定板可以减轻单纯螺钉固定的剪切力，当然也可以使用滑动加压板固定，这种加压螺钉和内固定板配合使用可以抵抗长时间的剪切力和旋转应力。

（卜鹏飞 译　奉国成 校）

◆◆◆ 参考文献 ◆◆◆

扫码查看

第四部分

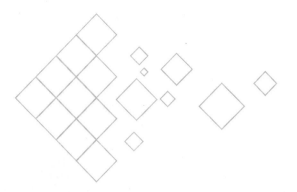

第 35 章

同种异体股骨头移植联合外侧解剖锁定板治疗神经性距骨缺血性坏死所致的严重踝关节内翻脱位

病史

54岁白种人男性患者，有多年2型糖尿病病史，注射胰岛素已有14年。患者虽然体型肥胖，但是心脏尚未出现问题。除有高血压和高脂血症病史，还有足底溃疡病史（断断续续5年），但在伤口引流和换药处理后已经愈合。患者自诉在本次就诊前6个月就发现踝关节出现肿胀并伴有轻微疼痛。对于是否受过伤，他表示记忆模糊，只记得脚踝肿胀的情况。当他站立时发现脚踝会歪斜，因此前来就医。血管检查结果显示正常，他的右脚踝有凹陷性水肿，踝关节不稳定且不能行走。

诊断和术前评估

X线片可见严重的距骨缺血性坏死（图35.1），距骨颈和距骨头处可见明显的骨吸收。在踝关节前后位X线片上可见距骨外侧脱位后导致踝关节和距下关节内翻倾斜。这说明继发于夏科氏关节病的距骨神经性缺血性坏死是导致肢体残疾的重要因素[1-3]。

治疗

在本例患者中，首先经外侧腓骨入路切除距骨

（图35.2a）；距骨切除完毕后（图35.2b），用髋臼锉进行胫骨和跟骨之间的关节面准备（图35.2c ~ 图35.2f），磨锉好的空间内将用新鲜冰冻异体股骨头来填充，这样可以恢复肢体长度，填充前用磨钻将异体股骨头表面软骨和软骨下骨磨除（图35.3）。

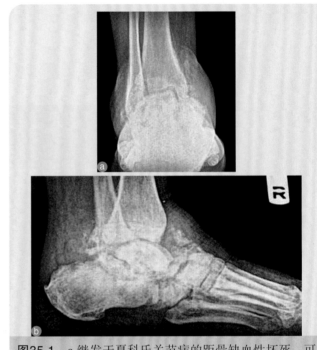

图35.1　a.继发于夏科氏关节病的距骨缺血性坏死，可见右踝关节外侧不稳定；b.右侧距骨严重的缺血性坏死

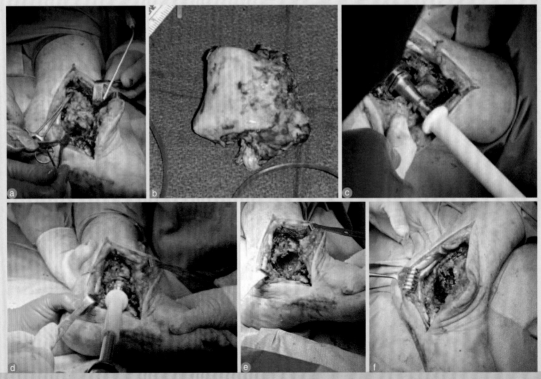

图35.2　a.右踝关节经腓骨入路；b.切除的距骨体；c.髋臼锉处理跟骨侧；d.髋臼锉处理胫骨侧；e.跟骨表面钻孔处理；f.胫骨表面钻孔处理

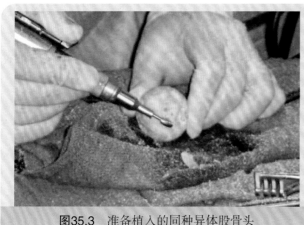

图35.3 准备植入的同种异体股骨头

异体股骨头在植入前要在表面钻孔，并用患者骨髓液浸泡，移植完成后用直径6.5 mm的空心螺钉从跟骨后侧斜向胫骨方向并穿过股骨头进行固定（图35.4），再用一个带刃固定板固定在外侧（图35.5）。该固定板要用骨锤将远端刃敲进跟骨内，近端用直径3.5 mm的普通螺钉固定于胫骨上，固定完毕后，可以看到患足恢复了正常力线和跖行足。

最后将一个骨刺激仪安装在体内，正极包裹在胫骨、移植骨和跟骨的表面，负极埋在小腿的皮下（图35.4b、图35.4c）。

患者术后16周内不能负重，然后穿戴踝关节固定靴行走直到术后6个月，最后更换Arizona支架行走。

做第五跖骨切除的同时做脓肿切开引流，术后伤口逐渐愈合；尽管在下腔静脉放置了滤网以预防深静脉血栓，但患者还是出现了股静脉的深静脉血栓且导致肺栓塞，最后用华法林和依诺肝素抢救回来。3个月后患者出现了外侧固定板的松动，植入的股骨头进一步吸收且出现了骨不连。再次手术将内固定和骨刺激仪全部取出，随后患者的伤口出现感染，又进行了伤口清创和静脉滴注抗生素治疗，但最终失败，最后做了膝关节下肢体离断。

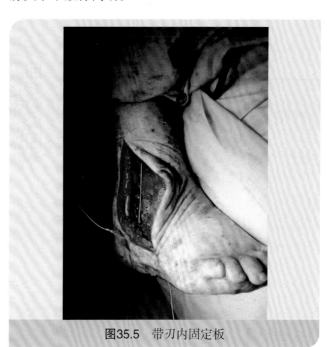

图35.5 带刃内固定板

结果

患者最后有部分骨之间融合，有部分植骨吸收，最终踝关节有轻微的内翻。

一年半后患者发生食物中毒，检查发现他已经发展为第五跖骨下方的溃疡和足底外侧脓肿，在给患者

经验和教训

对夏科氏踝关节畸形伴距骨完整性缺失的患者，要保肢成功是一个极具挑战的手术[4-5]，当然截肢也是一种选择。另外，该病的死亡率较高，手术5后死亡的患者占绝大多数[5-7]。

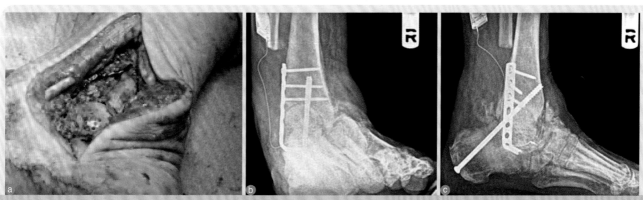

图35.4 a.将同种异体股骨头植于准备好的胫骨、跟骨之间的圆形空间；b.透视见足部恢复跖行，可见固定的位置螺钉、固定板和骨刺激仪；c.可见6.5 mm的空心螺钉贯穿固定股骨头及外侧加强的固定板

第四部分

想要保肢可以尝试胫跟融合术，但是会出现肢体短缩，这样会造成对侧肢体的负重过多[8-9]，有引发对侧肢体出现夏科氏关节病的可能。在本病例中，因为患者尚有活动能力且年龄不大，所以移植同种异体股骨头植骨是一个合适的选择，但缺点是会出现骨吸收、内植物松动及固定失败。成功的希望是骨爬行替代移植物的过程中踝关节有足够的稳定性。或许，非

负重时间应该延长到术后半年，这样能避免移植的骨头发生松动。移植的股骨头中心一般不会发生骨爬行替代[10-11]，但这样就会导致其塌陷。在本病例中笔者使用了可植入的骨刺激仪，但最终还是失败了。

（卜鹏飞 译 奉国成 校）

参考文献

扫码查看

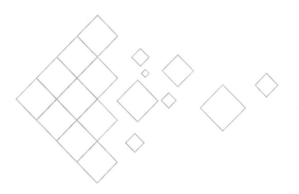

第 36 章

距骨切除联合股骨锁定板固定关节融合治疗神经性距骨缺血性坏死

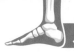

病史

46岁白种人女性患者，有长期的糖尿病病史，一直在使用胰岛素和肾透析治疗。心脏安装过支架且在服用抗凝药物。足舟骨因骨髓炎而接受过手术治疗。因为在夜间出现持续发热，做MRI检查后被诊断为骨髓炎[1]，但是她的血清学检验并不支持这一诊断。舟骨因为骨髓炎被切除后用万古霉素骨水泥间质体做了填充（图36.1a、图36.1b），准备二期行骨移植关节融合术，但患者又有了其他的治疗想法。

患者的踝关节和整个足部都肿得非常厉害，足背动脉不能触及，但血管超声检查提示有三相波，数字压力也显示正常。神经检查发现她有严重的感觉、运动及自主神经损害，保护性感觉丧失平面已经到达了膝关节水平。中足的不稳定导致其处于内翻内收位。

诊断和术前评估

影像学检查（图36.1a、图36.1b）可以看到一个较大的万古霉素骨水泥间质体代替了原来舟骨的位置，距骨头及距骨颈已经被吸收。这些都是由自主神经损害和术后中足不稳定造成的。残余的距骨体已经发生了缺血性坏死。当足部出现不稳定并负重时，将会导致足内翻，此情况可以在踝关节负重前后位上看

到（图36.1c）。

最后诊断为夏科氏关节病导致的距骨缺血性坏死、舟骨切除后间质体占位[2-3]，踝关节内翻和不稳定。

治疗

在本病例中，我们再次采用外侧腓骨入路（图36.2a），由于距骨已经发生缺血性坏死且不稳定，所以做了切除（图36.2b），当残留的距骨和间质体被移除后应在空余位置做植骨以保留肢体长度，这时伤口的皮肤也是足够的；手动将足向远端牵开留出植骨位置并调整好力线，先用两根空心钉导针临时固定，然后选直径为8.0 mm的全螺纹空心钉自跟骨向胫骨方向固定（图36.3），这样就可以先固定并维持恢复好的长度。将切下来的腓骨用磨骨机磨碎后植于所有缺损的空间（图36.4），植骨前要先处理干净跟骨和胫骨表面的关节软骨。最后在胫骨、跟骨外侧再加强固定一个股骨锁定板，可以提供更多的稳定。在原来间质体的位置同样植骨并用一块1/3管形板桥接固定，近端螺钉固定于胫骨上，远端固定于楔骨上（图36.3）。患者术后16周内不能负重，之后穿踝关节固定靴保护性负重6个月，最后再更换Arizona支架，最终复查患者的关节融合，结果令人非常满意。

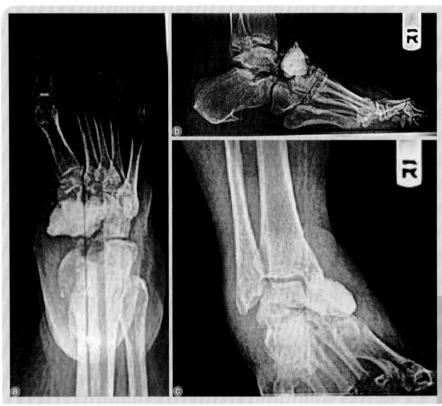

图36.1　a.万古霉素骨水泥间质体填充于因骨髓炎切除的舟骨位置；b.可见距骨颈因缺血性坏死而被吸收及放置的间质体；c.继发于夏科氏关节病的足内翻畸形和踝关节不稳

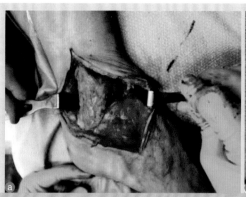
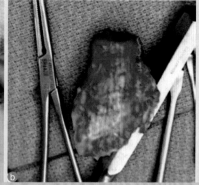

图36.2　a.经外侧腓骨入路；b.切下来的腓骨

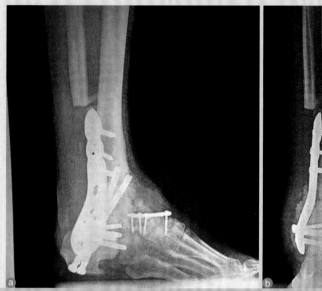
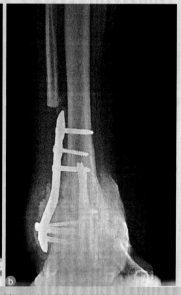

图36.3　a、b.用8.0 mm的空心螺钉作为支撑，用股骨锁定板加强固定

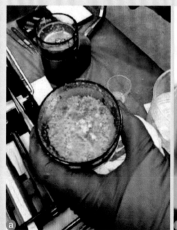
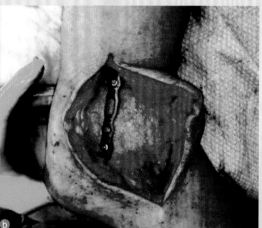

图36.4　a.拌了骨髓的移植骨；b.缺损部位植入压紧的碎骨

📋 结果

　　患者最终获得了一个稳定的跖行足，但是在骨融合的过程中残留了轻微的内翻畸形。患者两年后因为骨髓炎对侧肢体做了截肢。后来做手术的足又出现了足底溃疡，随后她在一家创伤诊所采用全接触石膏固定治疗了8个月，最终溃疡得到治愈[4-5]。在拆除石膏后一周溃疡复发，转诊到笔者的医院治疗。由于踝关节有大约2°的内翻畸形及对侧肢体截肢后导致该侧足底过度负重，所以内固定出现断裂的风险极高。因为

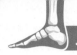

患者踝关节和中足已经完全融合，所以最终给患者做了第五跖骨的切除术，目前患者伤口愈合，溃疡没有再复发。

经验和教训

该病例是夏科氏关节病导致的距骨缺血性坏死，而且合并有舟骨缺失（骨髓炎切除），这不仅增加了肢体致残的风险，也对患者的生命安全构成了严重威胁。对于夏科氏关节炎导致的足踝部不稳，足踝固定靴起不到稳定作用。虽然靴子提供了外部支撑，但是距骨部分缺失导致的内翻或者外翻畸形会造成足底外侧或内侧的过度负重，最终诱发溃疡，甚至骨髓炎[6-8]。夏科氏关节病经常会被误诊为单纯的骨髓炎[9]，其实不伴有溃疡的单纯骨髓炎是十分少见的。尽管存在保护性感觉缺失，但是夏科氏关节病也会出现慢性肢体肿胀、疼痛和全身发热症状[10-11]。在没有骨髓穿刺活检和细菌培养的情况下，也可以根据是否有发热症状和MRI帮助诊断是否合并骨髓炎。在该病例中，患者红细胞沉降率为15 mm/h、C反应蛋白结果为

1.2 mg/dL，切除舟骨后的囊腔组织细菌培养结果为阴性，所以笔者诊断为单纯性夏科氏关节病。

在这种稍年轻患者的距骨切除中，采用8.0 mm螺钉和强度比较大的股骨固定板固定是一个不错的选择，而且采用骨泥植骨也至关重要[12-13]。对于万古霉素骨水泥间质体，我们采用了Masquelet技术[14]，对原来占位的空间进行紧密的植骨[15-17]。

（卜鹏飞 译 浦路桥 校）

参考文献

扫码查看

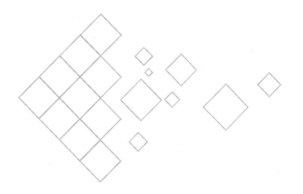

第 37 章

继发于 $L_5 \sim S_1$ 神经根损伤的马蹄
内翻足的胫跟融合术

病史

57岁女性患者，患有类风湿性关节炎，因患夏科氏关节病，左足目前处于严重的僵硬性马蹄内翻状态[1-2]。患者坐轮椅已有9年。因为佩戴踝足矫形器，外踝和骰骨表面皮肤出现溃疡（图37.1）。患者之前因败血症而多次住院，甚至住重症监护室治疗。因为患者两只脚都有问题，所以只有在转运搬动的时候需要辅助踩一下地，其余时间都是卧床或者坐轮椅。血管检查结果显示正常，因做了L₃~S₁椎间融合，膝关节以下感觉全部消失。足部呈严重的僵硬性马蹄内翻足畸形。左外踝和骰骨表面分别有一个4 cm×3 cm和1 cm×2 cm的溃疡，但都还未进展为骨髓炎。

诊断和治疗

从X线片上可以看到第五跖骨基底部已经被切除，这样会导致腓骨短肌没有地方附着，距舟关节可见退行性变和囊性变（图37.2），这主要是类风湿性

关节炎所致。患者长期坐轮椅，很少下地，即使下地也是用对侧脚踩地。手术的目的是让患者的左脚能够放平踩地，恢复跖行足，这就要行距骨切除胫跟融合术[3-4]。具体操作是先手术切除慢性溃疡，然后切除距骨并用200 mm的髓内钉进行胫跟融合（图37.3~图37.6）[5-6]。

结果

患者3周后伤口出现流液并发生深部感染[7]。髓内钉出现松动而被取出，彻底清创后将混有万古霉素和庆大霉素的骨水泥间质体填充在胫跟关节之间（图37.7）。细菌培养结果提示耐甲氧西林金黄色葡萄球菌感染。随后进行6周的静脉滴注抗生素治疗，病情得到了控制，目前暂无进一步手术处理的必要。6个月后患者的右脚也做了手术，手术切除了一个6 cm×8 cm的巨大溃疡，同样也做了距骨切除胫跟融合术，采用的内固定是外侧解剖锁定板。但在术后2周同样发生了感染，最后也将内固定取出并放置万古

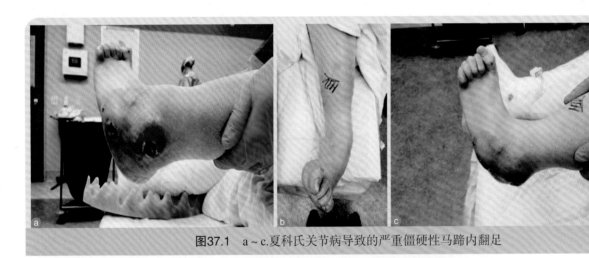

图37.1　a~c.夏科氏关节病导致的严重僵硬性马蹄内翻足

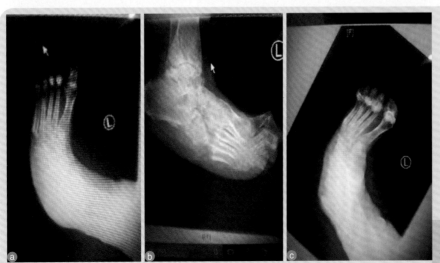

图37.2　a~c.距舟关节退行性变和囊性变

霉素骨水泥间质体才得以痊愈。因为患者主要靠右脚站立，所以在1年后发现右脚间质体发生了松动移位，手术将间质体进行更换并用斯氏针做固定，目前患者的脚能平稳地踩在地上，在伤口愈合后给患者佩戴Arizona踝足支架，截至目前已经有12个月未出现感染。

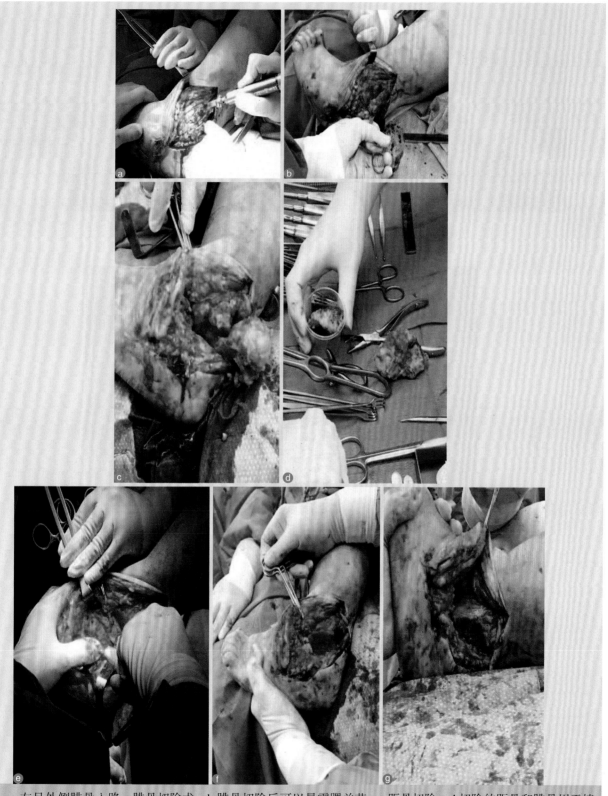

图37.3 a.左足外侧腓骨入路，腓骨切除术；b.腓骨切除后可以暴露踝关节；c.距骨切除；d.切除的距骨和腓骨用于植骨；e.做胫骨和跟骨表面融合处理；f.再次切除残留的剩余距骨；g.将足与小腿对合并进行植骨

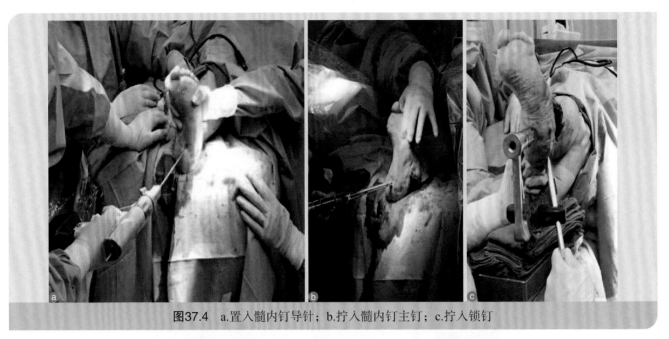

图37.4　a.置入髓内钉导针；b.拧入髓内钉主钉；c.拧入锁钉

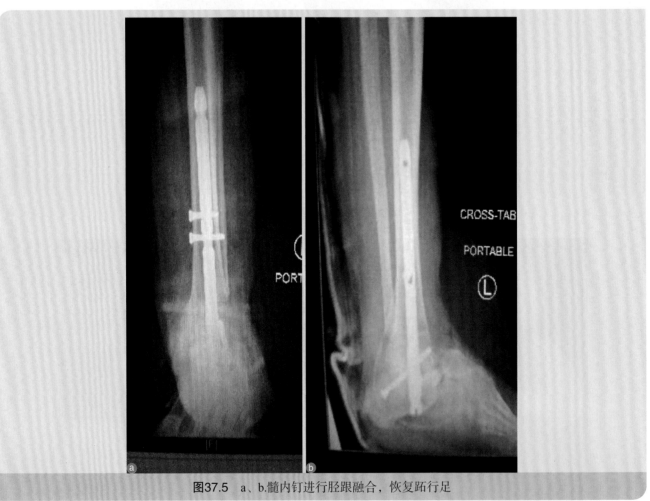

图37.5　a、b.髓内钉进行胫跟融合，恢复跖行足

第四部分

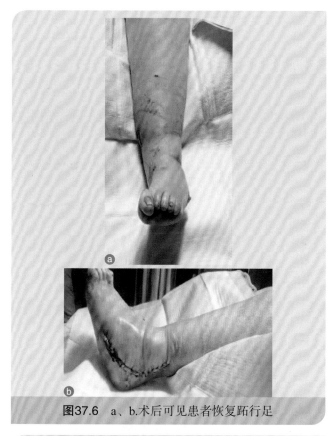

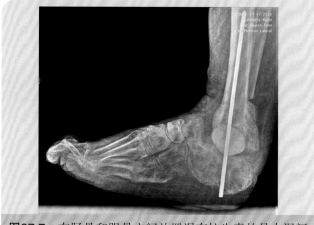

图37.6 a、b.术后可见患者恢复跖行足

图37.7 在胫骨和跟骨之间放置混有抗生素的骨水泥间质体

经验和教训

该患者需要解决足部畸形和足部溃疡两个问题，2年多的溃疡是菌血症的持续性细菌来源；类风湿性关节炎导致免疫力降低也是发生菌血症的原因之一。患者口服依那西普和利伐沙班，有时候也可与依诺肝素搭配使用。长期的患病使患者出现了严重的贫血，在第一次手术后她的血红蛋白降到7 mg/dL，最后输了2个单位的红细胞，这样才能保证术后伤口尽可能痊愈，但从伤口愈合角度来看，单纯输血这一项是不够的。在本病例中，笔者选择将伤口感染组织切除。最近，笔者处理感染伤口都是在关闭伤口之前撒入万古霉素，这使许多病例都获得了成功，但是在本病例中笔者没有这样做。在这些病例中，要做到术前完全预防术后感染是很困难的。多家医院都建议这些患者行膝关节下小腿截肢术，幸运的是，有两个患者来笔者这里保肢成功，而且还纠正了患者多年的足部畸形，没有复发感染。对严重的深部感染，需要取出内固定并彻底清创，然后再放入万古霉素骨水泥间质体占位[8-11]，根据细菌培养结果应用敏感抗生素6周[9]，像本病例中一样，用斯氏针简单固定可以增加骨水泥的稳定性。但如果患者需要负重，二期更换骨水泥进行植骨是必需的[12-13]。植骨时需要去除骨水泥间质体周围形成的膜才能达到植骨融合。如果想进行内固定，则必须先进行细菌培养。该病例中患者双下肢神经病变继发于腰椎融合手术（L₃ ~ S₁），术后她只能经常坐轮椅活动，其X线片不符合夏科氏关节病的特征，高弓马蹄内翻足继发于L₄ ~ S₁神经根损伤[14-15]，这也是她足部感觉缺失和溃疡出现的原因。

（卜鹏飞 译 浦路桥 校）

参考文献

扫码查看

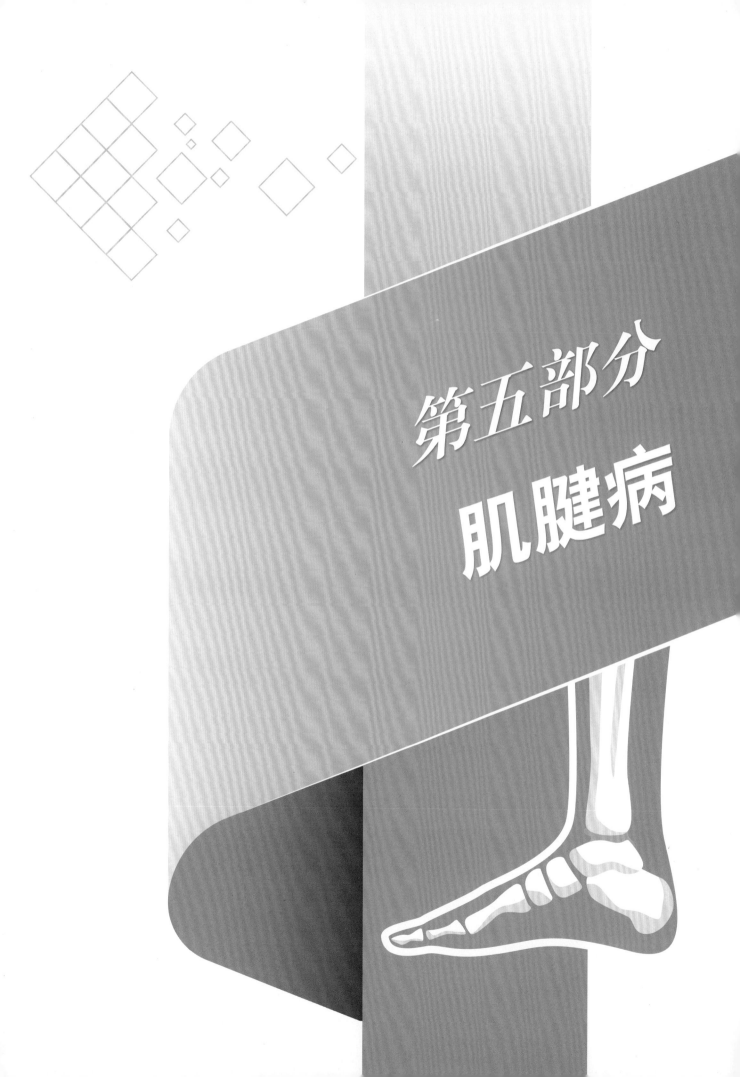

第五部分

肌腱病

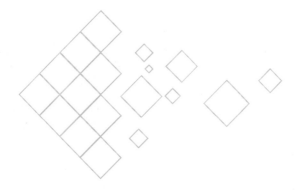

第 38 章

部分切除、腓肠肌腱膜 V-Y 延长
联合踇长屈肌腱转位治疗跟腱断裂
术后感染

病史

50岁非裔美国女性患者,她一年前因右侧跟腱断裂做了手术,手术采用切开异体肌腱移植修复跟腱[1],术后伤口出现不愈合且反复流液。术后第3个月又做了第二次手术将认为感染的异体肌腱做了部分切除,伤口缝合后再次出现了不愈合,随后患者又一次被送至医院治疗(图38.1)。

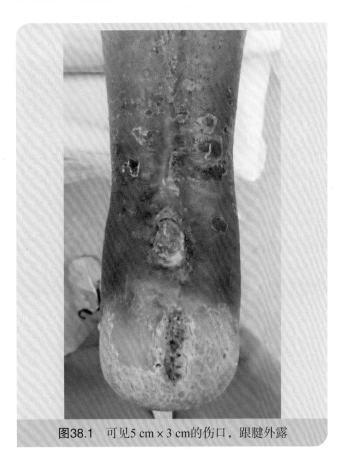

图38.1 可见5 cm×3 cm的伤口,跟腱外露

诊断和术前评估

回顾既往史,患者无糖尿病,但是有高血压和高脂血症,均进行规律治疗。足部血管检查提示脉搏可触及,感觉正常,在跟腱皮肤处可见一5 cm×3 cm大小的开放伤口,伤口基底部无血管化组织,可见跟腱外露(图38.1),伤口内无明显流液和感染迹象。跟腱问题导致患者在行走时足跟不能抬离地面,而且需要拐杖辅助。

MRI检查提示跟腱背侧存在一个大的缺损,但是影像科医生认为可能是跟腱瘢痕增生;没有明显的脓肿迹象,伤口处跟腱呈"C"形征(图38.2)。

目前需要处理的问题是解决伤口的溃疡和切除裸露坏死的跟腱,以及重建小腿三头肌功能。

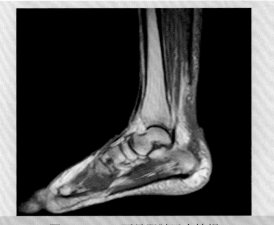

图38.2 MRI可见跟腱巨大缺损

治疗

首先在溃疡周围做弧形切口,将感染组织切除,然后伤口向两边延长做大切口(图38.3),伤口周围皮肤因为瘢痕增生等原因变得很硬,切开后探查跟腱裸露处已坏死,MRI显示的填充物是第一次手术时放置的异体肌腱(图38.4a~图38.4c)。将坏死的跟腱切除(图38.4d),测量切除部分的长度(图38.4e)。设计腓肠肌腱膜V-Y延长来修复跟腱缺损处(图38.5),在跟腱断端固定之前先行踇长屈肌腱转位加强固定跟腱(图38.6),肌腱转位后将踝关节跖屈到最大程度,并用挤压螺钉将踇长屈肌腱固定于跟骨内。用一颗4.0 mm的松质骨螺钉加树脂垫片将V-Y延长准备好的跟腱远端固定于跟骨后侧(图38.7)[2],在踝关节保持跖屈状态下将V-Y延长切口处的跟腱与腓肠肌腱膜重新对合缝合(图38.8)。

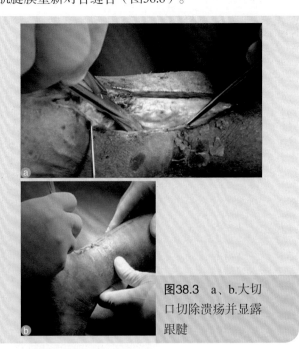

图38.3 a、b.大切口切除溃疡并显露跟腱

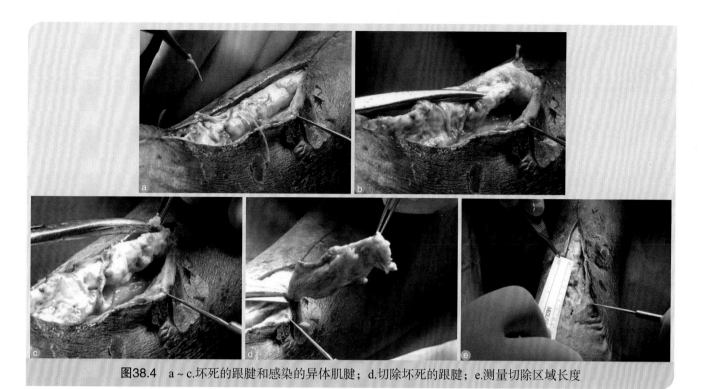

图38.4　a～c.坏死的跟腱和感染的异体肌腱；d.切除坏死的跟腱；e.测量切除区域长度

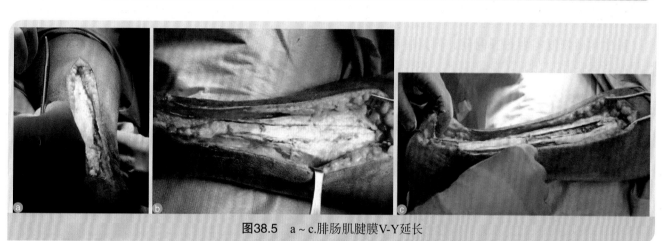

图38.5　a～c.腓肠肌腱膜V-Y延长

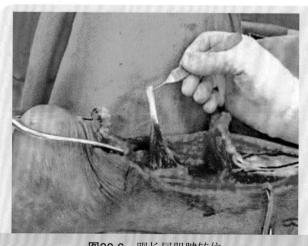

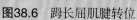

图38.6　踇长屈肌腱转位

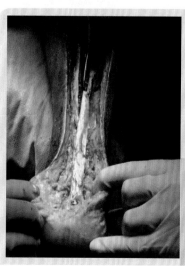

图38.7　用4.0 mm的松质骨螺钉加树脂垫片将V-Y延长准备好的跟腱远端固定于跟骨后侧

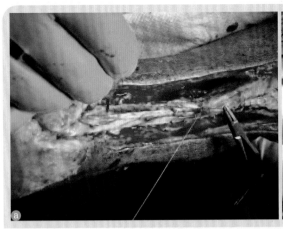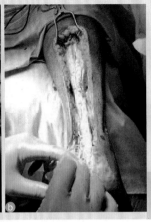

图38.8 a、b.踝关节跖屈位缝合跟腱近端腱膜

患者术后6周内踝关节保持30°跖屈位固定且不能负重。口服依诺肝素预防深静脉血栓[3]，6周后患者穿鞋跟垫高3 cm的跟腱靴开始负重行走，第9周时可以完全放平足底负重行走，接下来的2个月进行康复训练。

结果

虽然术后恢复需要很长时间，但是患者的依从性很好。术后伤口出现了少许裂开，在经过一段时间换药处理后愈合。术后6个月，患者行走步态略显跛行，但是在一年后基本恢复正常。可以看到患者能够整个足底着地站立，且能自己将足跟抬离地面（图38.9）。

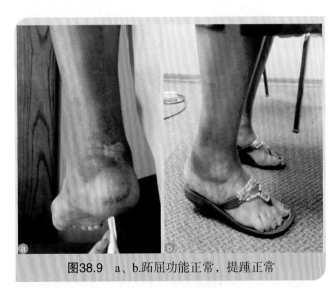

图38.9 a、b.跖屈功能正常，提踵正常

经验和教训

利用异体肌腱对断裂的跟腱加强修复在一些文章中已经有报道[1-3]。但问题是修复后增加了修复部位跟腱的体积，而且缝合时皮肤张力也会增加。如果因

局部张力大而不愈合且裂开，裂开的伤口下方即为无血管化的组织，这样更不容易愈合。再次手术就需要切除异体肌腱和坏死的部分跟腱，伤口周围一圈皮肤也须彻底切除。

在本病例中，另一个需要解决的问题是跟腱复合体的功能（腓肠肌-比目鱼肌复合体）需要恢复，要恢复功能首先要有完整的肌肉结构，还要恢复肌腱的连续性且保持合适的张力[4-5]，这可以通过小腿肌肉萎缩程度和MRI上肌肉被脂肪浸润的程度来判断[6]。在本病例中，小腿的萎缩、正常步态的恢复及踝关节正常背伸25°后再跖屈的力量，均须进行肌腱的重建和转位才能恢复，踇长屈肌腱转位可以增加跟腱的强度和力量[7]。转位后的踇长屈肌腱可以帮助V-Y延长后的腓肠肌-比目鱼肌复合体额外增加约1/3的力量[8]。手术时需要先将转位的踇长屈肌腱在踝关节跖屈程度最大时进行固定，而V-Y延长处的腱膜需要在跟腱止点固定后再进行缝合，而且缝合时同样要使踝关节处于最大跖屈程度，此举旨在使修复好的跟腱复合体能够保持合适的张力[9-10]，而不是张力太大。

（卜鹏飞 译　浦路桥 校）

参考文献

扫码查看

第五部分

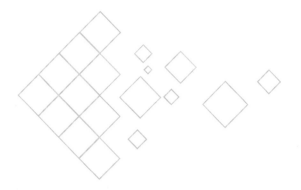

第 39 章

异体肌腱切除联合踇长屈肌腱和腓骨短肌腱转位治疗跟腱断裂术后感染和反应性皮炎

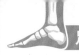

病史

56岁白种人女性患者，因摔跤致右侧跟腱断裂，做了手术修复。患者主诉她采用的是开放切开手术，因为术中医生发现跟腱断裂非常严重，所以采用了异体肌腱移植修复断裂的跟腱。术后前6个月恢复良好，但是之后伤口出现了反应性皮炎，最终伤口出现溃疡且移植的跟腱出现外露。患者踝关节可以跖屈但是不能踮脚尖。口服抗生素、口服和外用类固醇均无明显好转。

诊断和术前评估

经问诊，患者仅有高血压病史，身体其他状况良好。查体发现患者血管和神经系统均正常，无明显的周围神经损害。右小腿可见一大块反应性皮炎所致的红斑，瘙痒明显，范围从跟骨一直延伸到小腿中部（图39.1）。溃疡面积为3 cm×3 cm，其下是裸露的跟腱（图39.2）。最终诊断结果是由异体跟腱移植所导致的反应性皮炎，进而引起非感染性溃疡、肌腱外露和轻度跟腱功能障碍。

治疗

异体肌腱必须切除，因为它是排异反应的源头。辨认并保护腓肠神经（图39.3）。将整个同种异体肌腱切除（图39.4），行拇长屈肌腱和腓骨短肌腱前侧部分双转位来重建踝关节后侧跖屈的力量（图39.5、图39.6）。用4.5 mm挤压钉将拇长屈肌腱和腓骨短肌腱分别固定于跟骨后方内侧和外侧（图39.7）。固定时踝关节必须处于最大跖屈位（图39.8）。在关闭伤口前，将伤口处溃疡进行环形切除，缝合伤口，环形切除部位位于拇长屈肌腱肌腹处，取刃厚皮片移植覆盖在拇长屈肌腱肌腹表面。

患者术后用踝关节后侧的石膏夹板固定并保持6周不能负重。到时间后更换鞋跟垫高3 cm的跟腱靴行走，第9周时踝关节已经可以到达中立位，这时开始康复训练，第12周时撤掉跟腱靴开始正常行走。

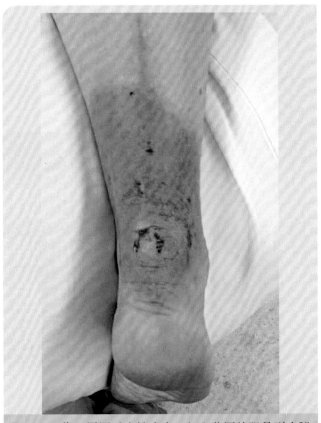

图39.2 伤口周围反应性皮炎，红斑范围从跟骨到小腿中段

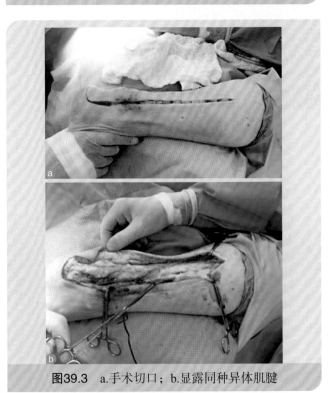

图39.3 a.手术切口；b.显露同种异体肌腱

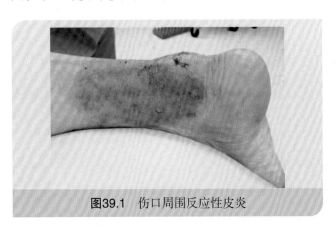

图39.1 伤口周围反应性皮炎

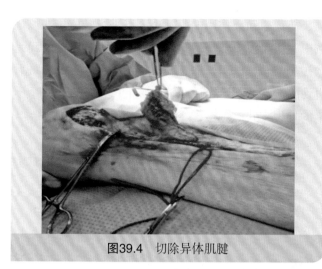

图39.4 切除异体肌腱

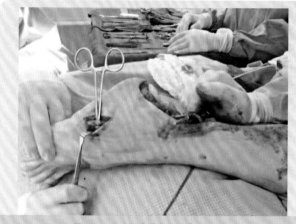

图39.5 显露并切取腓骨短肌

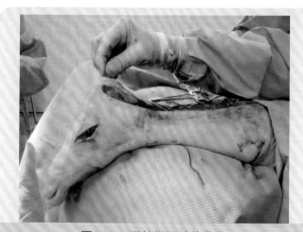

图39.6 蹈长屈肌腱的获取

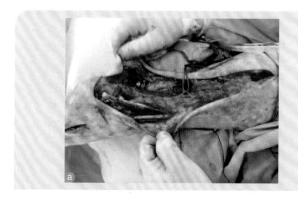

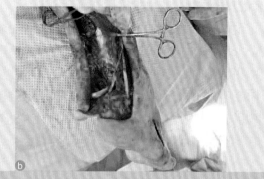

图39.7 a.转位的肌腱通过跟骨骨隧道固定；b.将转位的蹈长屈肌腱和腓骨短肌腱固定于跟骨骨隧道内

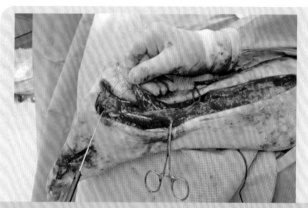

图39.8 转位的肌腱固定时踝关节必须处于最大跖屈位

结果

患者术后恢复良好，皮炎完全消失，踝关节功能正常。但是在恢复的过程中伤口出现了长约4 cm的裂开，通过伤口换药和口服抗生素最终愈合，溃疡植皮处经过6周的时间才完全恢复，直到术后9个月，整个跟腱功能才恢复正常。尽管最终患者肌腱张力稍大，但踝关节也能到达中立位，保持跖行足行走。

经验和教训

本病例是同种异体肌腱移植的另一种并发症。虽然异体肌腱移植在大多数情况下是非常有用和安全的，但是也会存在并发症。在本病例中，首先令人疑惑的是初次手术时为何会用异体肌腱移植来修复跟腱？患者告诉笔者是医生告诉她断裂得非常厉害，需要将断裂的断端切除后移植异体肌腱。但事实上只有在跟腱断裂的断端存在退变时才需要切除退变部分，即使切除了退变的跟腱断端也可以直接拉拢缝合[1]。

该患者接受了使用一大段异体肌腱移植来替代整个跟腱的手术，如果不切除这段异体肌腱，患者的排异反应和皮炎将难以治愈。另外，我们也观察到，该

第五部分

患者的皮炎在用了止血带以后红斑会消失。

当没有跟腱可用时，跗长屈肌腱和腓骨短肌腱转位是一个不错的选择[2-3]。跗长屈肌腱经常被用来转位做跟腱的修复或加强[4-6]。再增加转位腓骨短肌的一半就可以增强跖屈的力量[7]。将跗长屈肌腱转位至跟骨后方内侧、腓骨短肌腱转位至跟骨后方外侧，可以获得足够的肌肉力量[8]。另外，一些较小、力量较弱、能产生跖屈作用的肌腱也可以进行转位。在该病例中，笔者没有选择直接切除跟腱后侧的溃疡，而是选择先将转位的跗长屈肌腱放置在溃疡的下方，最后再切除溃疡并在跗长屈肌腱肌腹上植皮，这是一个不错的处理方式。

（卜鹏飞 译 浦路桥 校）

参考文献

扫码查看

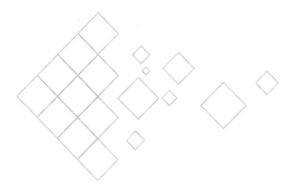

第 40 章

胫骨前肌腱磨损断裂后的修复技术

病史

55岁白种人男性患者，自述在一家商店购物时，右脚背突然发出"砰"的一声异响。据他回忆右脚背已疼痛3个月之久，但他一直未前往医院就诊。

在经历商店事件后，患者疼痛感明显减轻，但他发现脚背抬起时用不上力，感到异常虚弱，而且已严重影响到他行走时的步态，令他不解的是，足背的疼痛反而彻底消失了。

诊断和术前评估

经问诊，患者有冠心病病史，30年吸烟史。神经血管检查正常。实验室检查糖化血红蛋白为7.8%，他被诊断为2型糖尿病。

查体在踝关节前方可触及一明显的团块，踝关节背伸肌力3级，胫骨前肌腱无活动。对侧踝关节活动肌力均正常。

MRI检查提示胫骨前肌腱止点断裂，向近端回缩，回缩的位置已经到达伸肌支持带下方（图40.1）。

治疗

沿胫骨前肌腱走行方向做手术切口，探查找到胫骨前肌腱，发现其在止点处断裂（图40.2a）。肌腱已经回缩至伸肌支持带的下方。首先将断裂肌腱末端退变的肌腱进行清创，清创到正常的肌腱为止（图40.2b）。

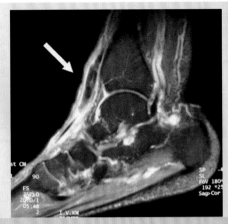

图40.1　MRI可见胫骨前肌腱止点断裂，向近端回缩

用肌腱线将肌腱末端进行锁边缝合加强强度，缝合完毕后用测量器测量肌腱的直径，以便选用合适的挤压钉固定（图40.2b、图40.2c），最后选择直径7 mm的挤压钉固定（图40.3）。踝关节保持中立位，将肌腱拉紧后固定于内侧楔骨上（图40.4）。

患者术后4周不能负重，随后4周穿踝关节固定靴负重。在术后第6周时开始练习踝关节活动，随后再加强训练和正常行走。患者在拿掉踝关节固定靴后更换为踝关节固定支具，并继续佩戴4周。伤口之后出现了轻微的裂开，但是通过换药，伤口最终痊愈。

结果

患者接受了4周的物理治疗。在术后4个月时已经完全恢复正常。足部没有明显的疼痛，而且踝关节背伸肌力也恢复至5级。随后踇趾也没有出现锤状趾畸形。

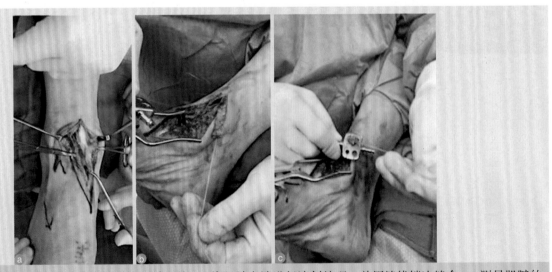

图40.2　a.探查见胫骨前肌腱止点断裂并向近端回缩；b.将肌腱末端进行清创处理，并用缝线锁边缝合；c.测量肌腱的直径以便选用合适的挤压钉

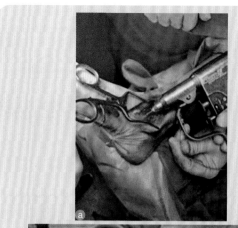

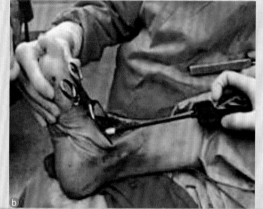

图40.3　a.置入7.0 mm挤压钉导针；b.挤压钉固定肌腱

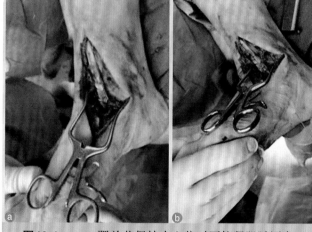

图40.4　a、b.踝关节保持中立位时再拉紧肌腱固定

经验和教训

　　胫骨前肌腱止点的自发性断裂在临床上比较常见[1]，中、老年人群是该病的好发群体。在本病例中，患者长期吸烟和一直未发现的糖尿病是这种肌腱止点发生缺血性退变和断裂的高危因素。

　　患有这种疾病的患者通常会描述为足背部长期疼痛，但当肌腱发生断裂时，疼痛反而会消失，这是肌腱止点处的牵拉力消失所致。

　　在本病例中，首先做肌腱止点退变部分的清创，剩余的肌腱可以稍微拉紧固定。当肌腱长度不够时，可以通过"Z"字延长或者向下翻转延长的技术来获得足够长的肌腱。向下翻转技术包括先将肌腱前侧部分和后侧部分纵行分开，然后在前侧部分近端离断后将其向远端翻转180°，最后再将前侧肌腱远端和后侧肌腱远端固定。在进行肌腱最后固定时，必须先将两个肌腱连接处用缝线加强缝合以防分离[2-5]。

　　当肌腱的断裂部位不在止点，且断端因为退变不能直接缝合时，可以选择异体肌腱移植进行桥接或采用拇长伸肌腱转位来固定[6]。当采用异体肌腱时，要先将异体肌腱固定于内侧楔骨肌腱止点处，然后踝关节保持中立位，再将异体肌腱近端与自身残留的胫骨前肌腱近端拉紧做编织缝合。如果采用拇长伸肌腱转位，则需要在踝关节保持最大背伸位时，将拇长伸肌腱固定在第一跖骨基底部，同时需要做拇趾趾间关节的融合[7-8]。

　　异体肌腱移植成功的前提是要有完好的胫骨前肌。异体肌腱移植要比拇长伸肌腱转位能更好地解决前脚掌落地时的姿势。但是在术中如果胫骨前肌牵拉不够导致缝合后肌腱张力不足，则不如拇长伸肌腱转位的效果[9]。

　　有时候，作为拮抗肌的跟腱也需要做延长，这样可以减轻修复好的胫骨前肌的压力[10]。

（卜鹏飞 译　浦路桥 校）

◆◆◆◆◆◆◆◆◆ 参考文献 ◆◆◆◆◆◆◆◆◆

扫码查看

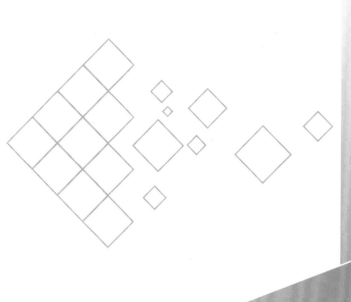

第六部分

高弓足畸形

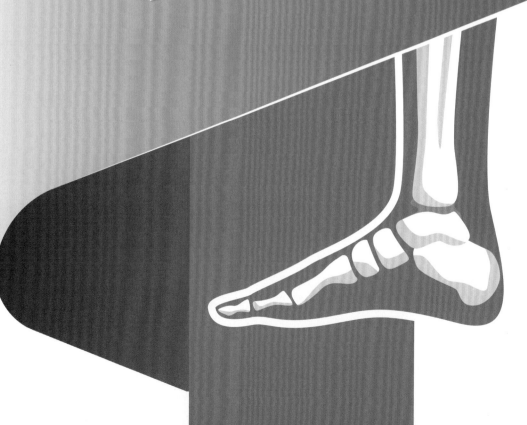

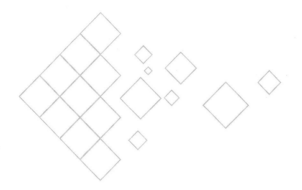

第 41 章

高弓足畸形分期治疗：第一期后足和中足畸形矫正，第二期前足畸形矫正

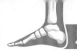

病史

21岁男性患者，患有锤状趾畸形。患者发现自己的足趾形态异常，且畸形逐渐加重，影响穿鞋，踝关节也容易扭伤。因患者的母亲非常在意足趾外形，因此陪伴他前来就诊，事实上，在2年前患者就发现他的脚畸形，并且在不断加重，以致不能参加运动。

诊断和术前评估

患者表现出明显的双侧高弓足畸形和锤状趾畸形（图41.1）。患者健康状况良好，其母亲向接诊医生透露，患者父亲的脚也存在异常。

初步检查显示足部血管灌注良好，但是神经功能存在障碍，患者不能感知5.09 g Semmes-Weinstein单丝检查，不能单足站立（Romberg's试验阳性）。

患者跟腱反射消失，膝跳反射正常，足外翻力量减弱，肌力检查提示腓骨短肌肌力Ⅲ级，胫骨前肌肌力Ⅱ级，其余肌群肌力正常Ⅴ级。当踝关节完全背伸时第一跖骨跖屈进一步加重，无马蹄畸形。患者小腿肌肉萎缩，大腿肌肉正常，呈现出类似倒置的香槟酒杯的形态，另外，检查患者内在肌肌力也弱。

生物力学检查发现木块试验时，第一跖骨跖屈和跟骨内翻畸形没有得到纠正；前足在跖屈时以跗跖关节为中心呈不完全僵硬，有僵硬性锤状趾畸形，在进行Kelikian挤压试验时跖趾关节不能复位。

X线片显示前足高弓畸形。从正位X线片上看，距骨相对于跟骨有内收畸形，另外可见"枪管征"，从侧位X线片上看，Meary角的交点位于第一跖楔关节，提示高弓足畸形位于前足（图41.2）。

对患者进行肌电图和神经传导速率的检查，结果符合原发性周围感觉运动神经脱髓鞘改变。因此，被诊断为遗传性运动感觉神经病Ⅰ型，然而患者与他的母亲对此疾病均不了解。

治疗

治疗方法主要分两个阶段：第一阶段主要是通过手术矫正后足和中足畸形；第二阶段是矫正前足畸形，主要是锤状趾。

第一阶段：第一步行跟骨截骨术（Dwyer截骨）（图41.3），主要是解决跟骨和距下关节的内翻畸形；第二步将腓骨长肌在骰骨切迹平面与腓骨短肌缝合（图41.4），加强腓骨短肌的力量；第三步行第一跖骨背侧楔形闭合截骨术，使用张力带钢丝固定（图41.5）；第四步行足底筋膜松解术（图41.6、图41.7）。

第二阶段：主要是解决前足僵硬和锤状趾畸形，

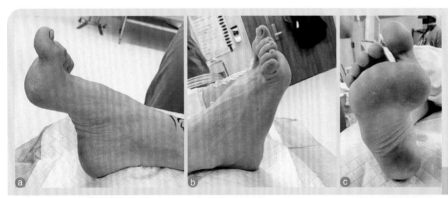

图41.1 a~c.明显的高弓足畸形

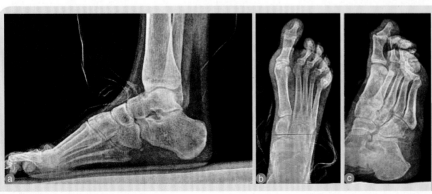

图41.2 a.侧位X线片显示前足高弓足畸形；b.足趾近节趾间关节的"枪管征"；c.斜位X线片上显示跖趾关节严重脱位

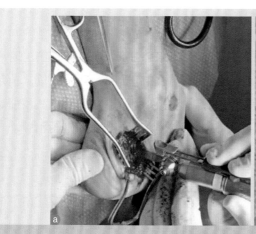
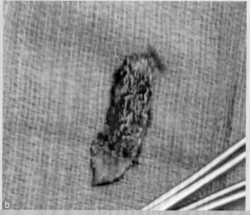

图41.3　a、b.Dwyer跟骨截骨术

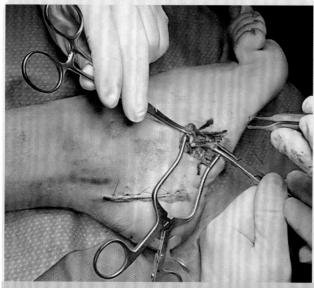

图41.4　腓骨长肌在骰骨切迹表面行走并与腓骨短肌分离

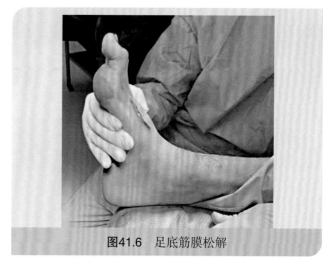

图41.6　足底筋膜松解

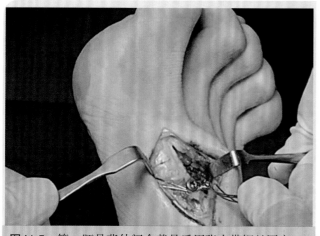

图41.5　第一跖骨背伸闭合截骨后用张力带钢丝固定

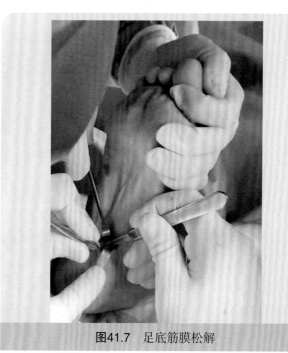

图41.7　足底筋膜松解

第一步是Jones踇长伸肌腱转位术和趾间关节融合术解决踇趾畸形，这样可以让第一跖骨恢复到与其他足趾和足跟处于同一平面，同时消除了由于第一跖骨过低而出现的足内翻（图41.8）。第二步，在第三趾间关节背侧向近端做长切口，行Hibbs肌腱转位悬吊术。将趾长伸肌腱在远端趾间关节水平处离断并转位与趾短伸肌缝合，然后将趾长伸肌腱的近端固定在外侧楔骨，固定时踝关节保持90°。这两步手术都有进一步减弱胫骨前肌肉力量的风险。第三步，用1.14 mm的克氏针行近端趾间关节融合，解决锤状趾畸形（图41.9）。

结果

第一阶段手术完成，4周后进行第二阶段手术，术后4周拆除缝线和克氏针，开始负重。前足术后可即刻负重，术后第8周开始物理治疗。目前患者正处于康复中，右足计划3~6个月后进行治疗。

经验和教训

这是一个由遗传性运动感觉神经病Ⅰ型引起的早期高弓内翻足畸形病例，主要表现为下肢远端神经脱髓鞘改变，通常发生在青少年时期，肌电图表现为神经传导速度异常，这与神经轴突受到影响的Ⅱ型不同，Ⅱ型表现为神经传导速率正常，但振幅是异常的[1-3]。

患者临床表现为显著的锤状趾畸形和后足不稳定。因腓骨短肌无力和相拮抗的胫骨后肌腱有力而出现后足内翻。另外，第一跖骨跖屈畸形也会继发后足内翻，这种畸形也与踇展肌、踇短屈肌和胫骨前肌无力有关[4-5]。此外，由于内在肌群和胫骨前肌无力，踇长伸肌持续牵拉出现了踇趾锤状趾畸形[6]。由于胫骨前肌仍有Ⅱ级的肌力对抗，所以没有出现马蹄畸形。在遗传性运动感觉神经病中，如果胫骨前肌出现无力，则拮抗肌腓骨长肌会导致第一跖骨的跖屈畸

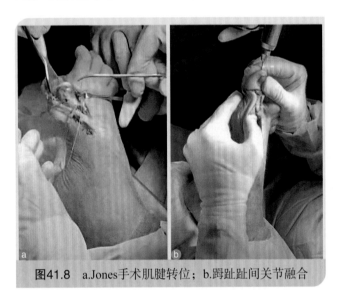

图41.8　a.Jones手术肌腱转位；b.踇趾趾间关节融合

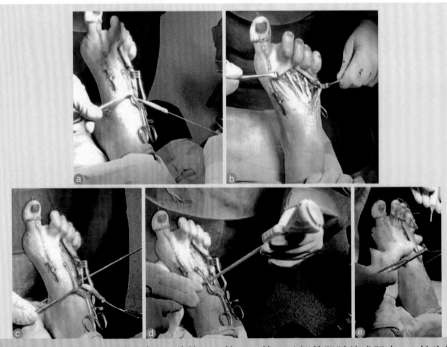

图41.9　a.将趾长伸肌和趾短伸肌在远端缝合；b.将第二、第三、第四趾短伸肌腱编成肌束；c.钻头导向器钻入外侧楔骨；d.转位肌腱使用挤压螺钉固定；e.前足锤状趾矫正

形[7]。胫骨后肌的拮抗肌腓骨短肌同样出现了无力，无法对抗内翻，使距下关节旋后，从而导致后足内翻畸形，纵弓进一步加重[8]，这样小腿会发生外旋，所以可以在侧位X线片上看到腓骨相对胫骨发生后移。此时，因为跟腱基本正常，从而使其成为另一种致畸力量。在遗传性运动感觉神经病中，由于腓肠肌-比目鱼肌复合体受影响较小，因此Meary角的顶点一般不会位于距舟关节的近端，Hibbs肌腱悬吊术可以纠正外侧足趾的畸形，且可改善中足的跖屈。

（浦路桥 译　卜鹏飞 校）

参考文献

扫码查看

第六部分

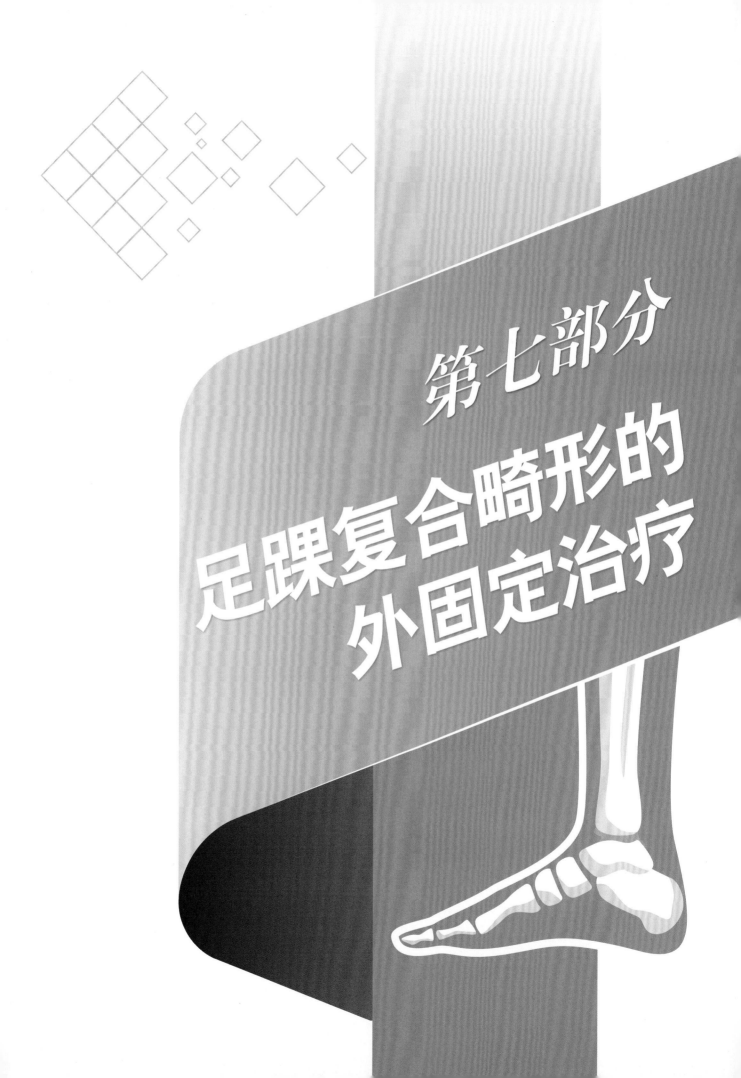

第七部分

足踝复合畸形的
外固定治疗

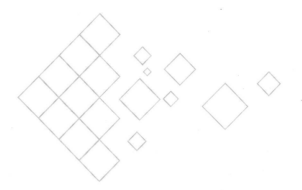

第 42 章

中足夏科氏畸形的分期治疗：第一期缓慢牵张矫正畸形，第二期微创内固定

病史

患者56岁，中足夏科氏关节伴有畸形，既往有1型糖尿病病史、肝功能损伤并且等候肝移植。患者日常挂拐、穿矫形鞋行走。站立时踝关节不稳，且足底呈摇椅足畸形，所以在这种情况下足部负重点为骰骨，这就导致患者出现了两次骰骨表面足底皮肤溃疡，使用软膏治疗好转。血管多普勒超声检查显示外周血管灌注良好，足部和肢体无血管损害迹象，但是患者表现出严重的感觉和运动神经病变，膝关节以下不能感知5.07 g Semmes-Weinstein单丝检查，他的肝移植医生认为肝脏目前无禁忌证，可以做踝关节手术。

诊断和术前评估

如上所述，患者的中足夏科氏关节畸形继发于长期1型糖尿病，表现出双下肢对称的严重自主运动神经病变，Eichenholz分期为Ⅲ期[1]。

正位X线片主要表现为SchonⅠ型畸形，第一至第五跗跖关节缺血性骨坏死伴吸收[2]，中足外翻畸形，跟距角增大（图42.1a）。侧位X线片上，跟骨倾斜度减小，距骨倾斜度增大，距骨第一跖骨角明显减小。同时可以看到足底为摇椅足畸形，骰骨是负重面顶点。在X线片中，马蹄足也是一个重要的影响因素（图42.1b）。

治疗

患者手术分两次进行，因为患者有肝损伤，故行硬膜外麻醉。第一期手术：第一步行经皮跟腱延长术[3-4]，第二步在跗跖关节近端进行经皮中足截骨术，三块楔骨和骰骨均须截骨，在足内侧做一切口，将一根粗克氏针经楔骨钻入，到达外侧骰骨后继续穿出作为标记（图42.2a），用骨刀沿着标记的克氏针进行截骨（图42.2b、图42.2c），截骨时骨刀应该垂直于距骨轴线。使用六角可调外固定架固定足部（图42.3）。

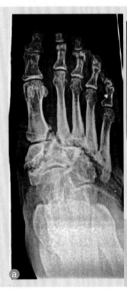
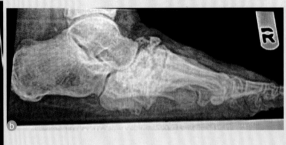

图42.1 a.正位X线片主要表现为SchonⅠ型畸形，第一至第五跗跖关节缺血性骨吸收伴畸形；b.摇椅足畸形，跟骨倾斜度降低，距骨倾斜度增加

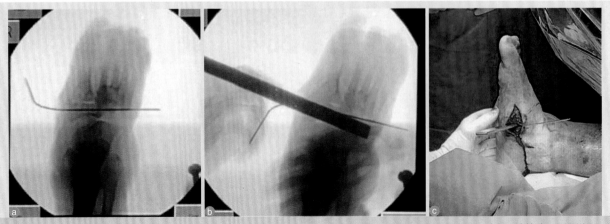

图42.2 a.从内侧楔骨向骰骨置入垂直于内侧距骨的导针；b.沿导针利用骨刀进行截骨；c.纠正并恢复足的纵弓

跟骨、距骨和胫骨均穿针固定，术前X线片使用计算机分析，术后根据分析结果使用外固定上带颜色的支柱进行调整矫形。给患者提供一份详细的矫形步骤，指导患者间隔多长时间使用哪根支柱调整矫形。指导患者调整外固定架治疗48小时后出院，出院后可以使用单腿轮椅进行活动。

矫形4周后进行复查，侧位X线片显示距骨和跟骨的角度已经恢复（图42.4），Meary角恢复正常[4]。麻醉后给患者拆除外固定架，休息2周使皮肤针道伤口愈合。

第二期手术：硬膜外麻醉，使用经皮小切口进行关节融合，距下关节和中跗关节使用外侧小切口进行融合，融合时需要用磨钻去除关节面软骨（图42.5）。距舟关节通过胫骨前肌腱外侧小切口显露融合（图42.5），对关节面软骨也用上述方法处理。距下关节和距舟关节置入7.0 mm全螺纹空心钉固定（图42.6a），跗跖关节和跟骰关节使用5.5 mm的全螺纹空心钉固定（图42.6）。

术后X线片显示内侧柱和外侧柱力线恢复良好，足部恢复跖行足，跟骨和距骨恢复三点负重结构（图42.6）。

结果

术后12周内患者使用单腿轮椅活动，患肢避免负重[4]，12周后佩戴Arizona支具负重行走6个月。由于畸形矫正良好，足部稳定，术后1年可佩戴功能矫形器，但是如果患者站立和行走过多，需要佩戴Arizona支具。患者术后1年随访，功能完全恢复，无须拄拐即可行走。在足部关节融合手术后8个月患者成功进行了肝移植手术。

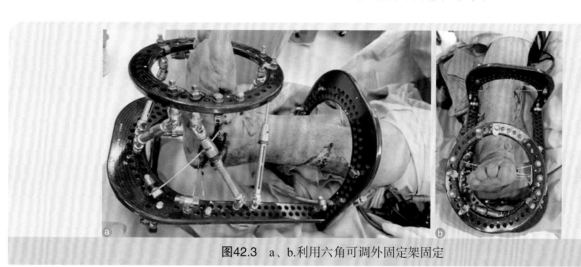

图42.3　a、b.利用六角可调外固定架固定

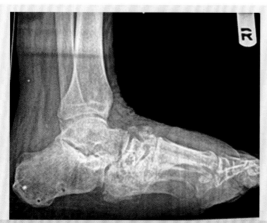

图42.4　侧位X线片显示距骨和跟骨的角度已经恢复，Meary角恢复正常

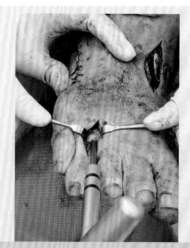

图42.5　拧入5.5 mm直径空心钉固定外侧柱的方法

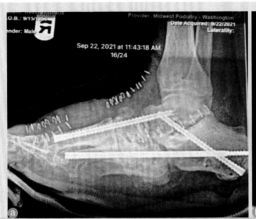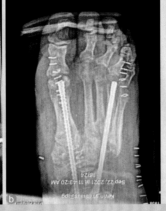

图42.6 a、b.术后X线检查可见通过空心螺钉固定的距舟关节、距下关节和骰骨第四跖骨关节

经验和教训

六角可调外固定架的出现为治疗复杂夏科足畸形提供了一种新方法[5]。典型的摇椅足畸形负重点位于中足，骰骨位置变低导致该处为畸形的顶点，手术治疗的目的是要纠正该畸形。常规的截骨手术效果一般，主要术式包括经大切口中足闭合楔形截骨术，但这会造成足的长度短缩，行走困难。相反，该分期手术是逐步矫正，且不会引起足部短缩[4]。理论上，通过缓慢牵引可以纠正足部畸形，并达到一个接近正常生物力学和解剖关系的跖行足；另外，采用小切口融合技术可以避免大切口关节融合时大量软组织剥离带来的皮肤愈合问题[4]。当然，患者的选择是最重要的，该患者虽然有肝损伤问题，但是不影响足部畸形的矫正。最后，患者术后要遵医嘱坚持佩戴矫形支具

及康复锻炼，同时要接受佩戴外固定架，使用外固定架大大降低了深部组织感染的风险，减少了截肢的可能性。

（浦路桥 译 卜鹏飞 校）

参考文献

扫码查看

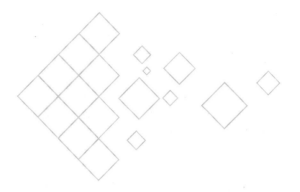

第 43 章

距骨缺血性坏死关节融合失败后
利用外固定架行胫跟翻修融合术

病史

54岁女性患者，无糖尿病病史，几年前走路返回自己的车上时掉进洞里扭伤踝关节，当时采用踝关节固定靴固定治疗。患者感觉疼痛持续不缓解，6周后行MRI检查，发现左侧距骨颈骨折（Hawkins 2型）。患者未进行内固定手术，选择继续佩戴踝关节固定靴并下地行走，6~8周后距骨出现缺血性坏死表现，距骨体硬化（图43.1a）。MRI检查T$_1$加权像表现为低信号，与晚期的距骨缺血性坏死表现一致（图43.1b）。血管及神经检查均无异常，患者肥胖，无其他疾病。

诊断和术前评估

侧位X线片和MRI检查T$_1$加权像显示继发于距骨颈骨折的晚期距骨缺血性坏死，且逐渐发生距骨塌陷。早期患者负重，没有进行手术固定导致距骨塌陷，患者后因疼痛不能行走。

治疗

由于距骨坏死，关节面塌陷，距骨被切除[1]，使用自体髂骨移植，经腓骨入路行胫距跟关节融合术。使用6.5 mm的全螺纹空心钉固定，同时使用4.5 mm的解剖锁定钢板加强固定。术后X线片显示左足的解剖位置令人满意，力线恢复正常（图43.2）。

但术后10~14天患者伤口出现红肿，且伤口内有大量液体渗出，伤口不愈合且窦道深至锁定钢板表面，细菌培养结果提示耐药的抗甲氧西林金黄色葡萄球菌感染。随后手术拆除螺钉和钢板，并且将植入的髂骨也一并取出，更换为万古霉素骨水泥间质体[2]，使用外固定架固定，拉拢皮下组织缝合覆盖间质体，外层皮肤不缝合，使用负压吸引装置覆盖，留置外周导管给予伤口内注射万古霉素6周。

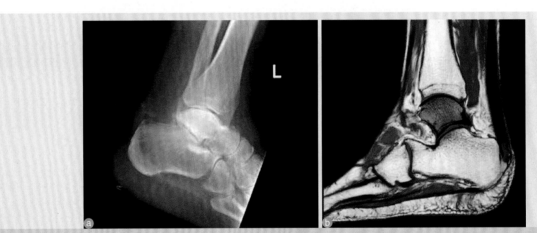

图43.1 a.X线片显示距骨硬化；b.MRI检查的T$_1$加权像显示晚期距骨缺血性坏死

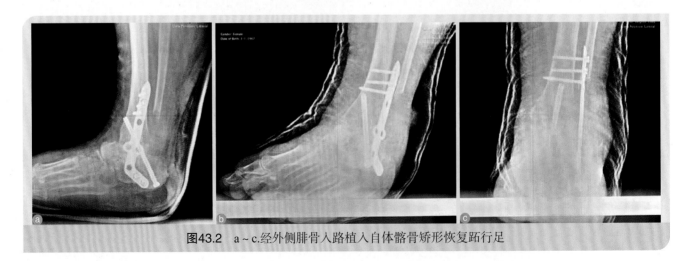

图43.2 a~c.经外侧腓骨入路植入自体髂骨矫形恢复跖行足

结果

不幸的是，患者伤口仍不能完全愈合，外侧伤口持续渗液，但是未培养出细菌，可以看到放置的间质体，患者被转至整形外科。整形外科医生行外侧的旋转皮瓣覆盖创面，没有再进行内固定，主要是想保持足部外翻状使皮瓣的蒂部保持放松，3个月后外侧伤口愈合。X线片显示距骨缺失，足部外翻畸形，前后位X线片可以看到皮瓣的大部分投影（图43.3）。

使用计算机辅助调整的六角可调外固定架可用于该手术的固定，胫骨、距骨和跟骨上穿针固定于外固定架上。利用外固定架上的"人"字形调节杆可以调整踝关节的活动和方向，包括外侧皮瓣在内的整个踝周组织都可以得到牵拉调整（图43.4）。术后用5周时间调整踝关节至正常位置，侧位X线片上可见踝关节对齐，胫骨高度完全恢复，还可看到恢复高度的关节间隙（图43.5），另外也可以看到皮瓣的轮廓，拆除外固定架后再次复查。

采用后侧Gaille切口[3-4]，将跟腱向上翻起，用髋臼磨锉打磨创造股骨头移植空间（图43.6a），这样可以去除关节间隙内的软组织（图43.6b），将新鲜冰冻的股骨头移植到打磨好的间隙内[5]，将抽好的骨髓液注射到胫骨、跟骨和植入的股骨头内（图43.6c、图43.6d），使用解剖锁定板和6.5 mm无头空心螺钉从后方固定（图43.6e），透视侧位固定位置良好，踝关节高度恢复（图43.7）。

术后10天伤口再次出现裂开和坏死的迹象，坏死范围达皮肤和深筋膜，远超出原切口的范围（图43.8a），螺钉也发生松动（图43.8b），停止口服阿哌沙班48小时后患者被送进手术室再次手术，清创时发现跟腱感染并坏死（图43.8c、图43.8d），取出内固定螺钉和钢板（图43.8e），保留了移植的股骨头，但做了深处的细菌培养和活检，取出内固定后踝关节的整体结构未受明显影响（图43.8f）。

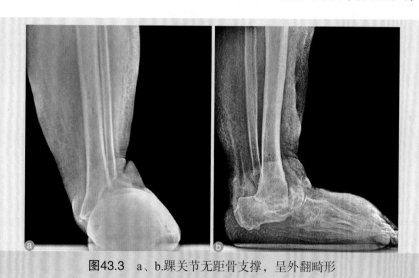

图43.3 a、b.踝关节无距骨支撑，呈外翻畸形

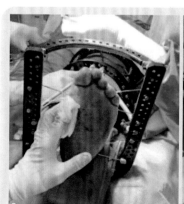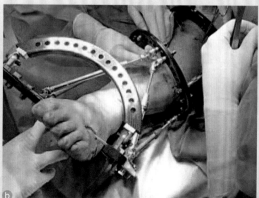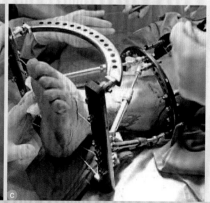

图43.4 a～c.使用六角可调外固定架矫正踝关节及周围软组织

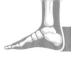
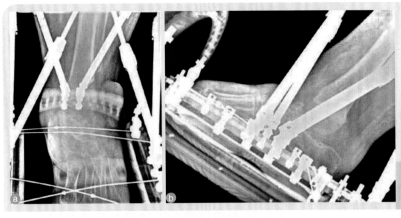

图43.5　a、b.术后按照计划调整外固定架矫形踝关节至正常位置，并恢复踝关节高度

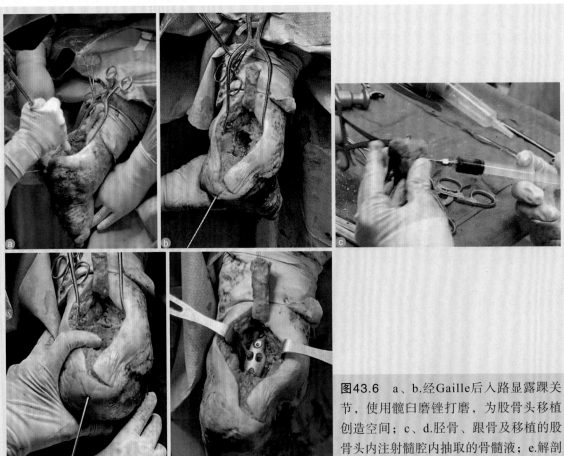

图43.6　a、b.经Gaille后入路显露踝关节，使用髋臼磨锉打磨，为股骨头移植创造空间；c、d.胫骨、跟骨及移植的股骨头内注射髓腔内抽取的骨髓液；e.解剖锁定钢板固定移植的股骨头

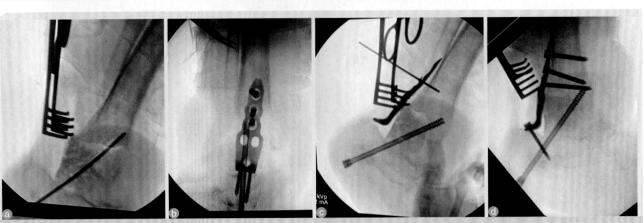

图43.7　a~d.透视见踝关节固定牢固，胫骨高度恢复

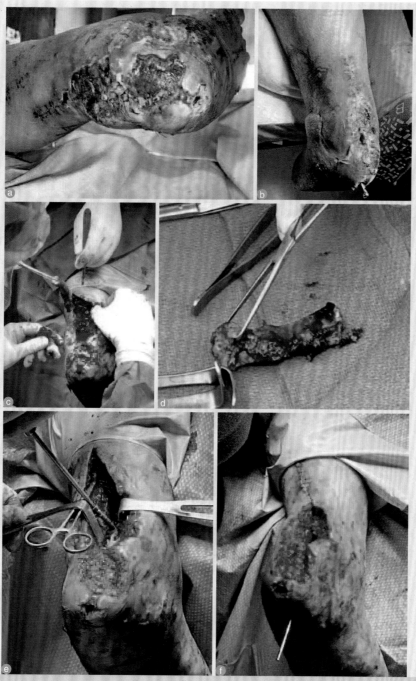

图43.8 a.术后皮肤坏死；b.螺钉松动，从伤口处移出；c~e.术中发现跟腱感染坏死，给予切除；f.所有内固定装置均拆除，移植的股骨头保留，使用克氏针固定

经验和教训

在本病例中，彻底解决感染问题非常困难，尽管于静脉给予6周抗生素治疗，但伤口仍然持续有大量渗液。可能是静脉给予抗生素治疗的原因，所以渗液的细菌培养一直为阴性，但最终仍需要考虑伤口本身有感染，最后笔者使用万古霉素骨水泥间质体植入并且采用伤口负压吸引处理。整形外科医生采用旋转皮瓣解决了创面问题，但是为了保持皮瓣蒂部的

松弛状态，需要使踝关节最终维持在外翻畸形的位置（图43.4a、图43.4b）。目前的主要问题是恢复踝关节高度，留出距骨原有的空间并植骨，可以对双侧踝关节进行CT检查，使用镜像技术制作生物合成的距骨植入。然而感染持续存在，进行生物打印距骨置换不是最好的选择，所以采用同种异体的股骨头移植是一个相对稳妥的方案。采用踝关节后路手术，血管损伤最小，手术非常顺利。但术后伤口发生了感染，直到术后6个月创面才完全愈合。显然，感

染问题是因骨表面形成了细菌生物膜，细菌可以在生物膜上附着存活数年，一旦有新的伤口，细菌就会蔓延至整个创面，这就导致了更多的手术并发症（图43.9）。目前，患者的保肢手术获得了成功。

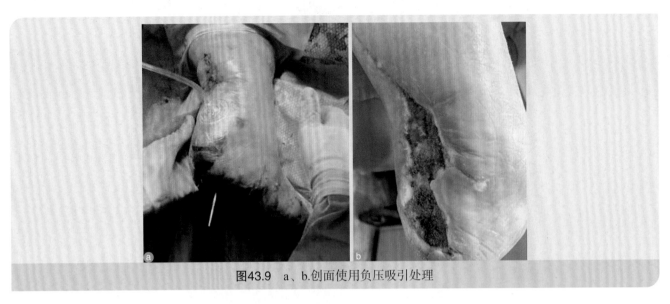

图43.9　a、b.创面使用负压吸引处理

（浦路桥 译　卜鹏飞 校）

参考文献

扫码查看